JN042098

がん
薬物療法
レジメン
まるわかり
BOOK

【編著】

下山 達

清 美奈

川井宏美

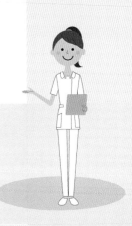

照林社

はじめに

　がん薬物療法は、複数の薬剤を組み合わせて投与することがほとんどです。がん治療に携わる医療者にとって、多くの薬剤からなる複雑なレジメンを、正しく安全に管理するのはじつに大変です。そのうえ、このような治療を短時間、かつ同時に複数の患者さんに実施しなければいけません。現場の医療者は、日々大変な苦労をされていると思います。

　本書は、あわただしい臨床現場のなかで、レジメンのポイントをすぐに確認できるようにする目的で作りました。これまでのレジメンをまとめた書籍は、臓器ごとに1stライン（一次治療）、2ndライン（二次治療）といった順番で解説されています。しかし、外来化学療法室にはさまざまながん種の患者さんが来られます。入院治療を行う病棟も混合病棟であることがほとんどです。また、近年のゲノム医療の進歩に伴い、分子標的治療薬は臓器横断的に適応されるようになってきています。こうした状況のなか、現場でぱっと確認できることが目的のハンドブックの制作にあたり、思い切って臓器別の枠組みをやめて、使用頻度の高いレジメンを優先的に載せる形式にしました。これは新しい試みですが、いまの現場の実情にあった形になったと思っています。

　今回、COVID-19影響下の大変厳しい状況のなか、執筆してくださった薬剤師、医師の方々、内容について読者の視点で意見をくださった看護師の方々に深く感謝申し上げます。また、副作用アイコンを何度も作り直してくださったイラスト担当の方、そして最後に、発行が迫るなか最後まで編集作業に追われた國井様をはじめ照林社編集部の方々に深い感謝を申し上げます。本書が、がん薬物療法に携わる看護師、医療者の方々の助けになることを願います。

2021年4月

編者を代表して

下山　達

CON ENT

Part2　がん薬物療法の副作用対策

装丁：関原直子　本文デザイン：加藤陽子

本文イラスト：佐々木友希　DTP制作：トライ

本書に登場するレジメン・抗がん薬 早引きリスト

1 がん種別 レジメン名

2 A to Z順 レジメン名

3 50音順 レジメンに用いられる抗がん薬

4 A to Z順 レジメンに用いられる抗がん薬（略語）

編著者一覧

■編集■

下山　達　　がん・感染症センター東京都立駒込病院腫瘍内科 医長、通院治療センター長

清　美奈　　がん・感染症センター東京都立駒込病院薬剤科 薬剤科課長代理／がん専門薬剤師

川井宏美　　がん・感染症センター東京都立駒込病院通院治療センター 看護師長

■執筆（五十音順）■

大東　杏　　がん・感染症センター東京都立駒込病院腫瘍内科

奥村俊一　　がん・感染症センター東京都立駒込病院薬剤科 薬剤科主任／がん専門薬剤師・外来がん治療認定薬剤師

奥屋俊宏　　国立がん研究センター中央病院乳腺・腫瘍内科 医員

金政佑典　　がん・感染症センター東京都立駒込病院腫瘍内科 医員

後藤総太郎　がん・感染症センター東京都立駒込病院薬剤科 薬剤科主任／がん専門薬剤師・外来がん治療認定薬剤師

下山　達　　がん・感染症センター東京都立駒込病院腫瘍内科 医長、通院治療センター長

清　美奈　　がん・感染症センター東京都立駒込病院薬剤科 薬剤科課長代理／がん専門薬剤師

田村太一　　がん・感染症センター東京都立駒込病院腫瘍内科

殿村直也　　がん・感染症センター東京都立駒込病院薬剤科 薬剤科主任／外来がん治療認定薬剤師

中村翔平　　がん・感染症センター東京都立駒込病院腫瘍内科

林　雄大　　がん・感染症センター東京都立駒込病院腫瘍内科

細見幸生　　がん・感染症センター東京都立駒込病院呼吸器内科 医長

松尾拓馬　　がん・感染症センター東京都立駒込病院薬剤科

美野真乃　　がん・感染症センター東京都立駒込病院腫瘍内科

森田侑香　　がん・感染症センター東京都立駒込病院腫瘍内科

八木　悠　　がん・感染症センター東京都立駒込病院腫瘍内科 医員

吉田　茜　　がん・感染症センター東京都立駒込病院薬剤科 薬剤科主事／外来がん治療認定薬剤師

渡邉貴子　　がん・感染症センター東京都立駒込病院薬剤科 薬剤科主任／がん薬物療法認定薬剤師

（2021 年 3 月現在）

本書の特徴と使い方

- Part1では、がん薬物療法でよく行われている重要なレジメンをまとめました。がん種にかかわらず臓器横断的に使えるよう、アルファベット順に掲載しています。
- レジメン・抗がん薬の名称（一般名、商品名、さまざまな略語、呼称など）から調べる際は、巻頭に「レジメン・抗がん薬早引きリスト」をつけていますのでお役立てください。
- Part2では、本書に登場するレジメンで起こりやすい副作用について、特徴や症状を起こしやすい薬剤、観察・アセスメント、ケア、患者指導、治療方法などをまとめました。Part1とあわせてご活用ください。

凡例（Part1）

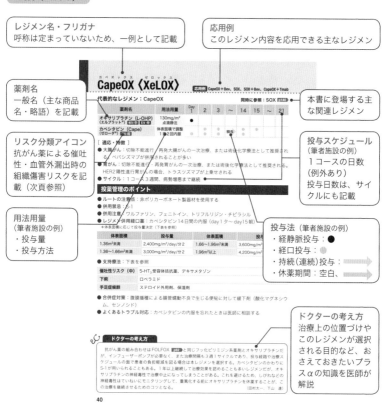

レジメン名・フリガナ
呼称は定まっていないため、一例として記載

応用例
このレジメン内容を応用できる主なレジメン

薬剤名
一般名（主な商品名・略語）を記載

本書に登場する主な関連レジメン

リスク分類アイコン
抗がん薬による催吐性・血管外漏出時の組織傷害リスクを記載（次頁参照）

投与スケジュール
（筆者施設の例）
1コースの日数
（例外あり）
投与日数は、サイクルにも記載

用法用量
（筆者施設の例）
・投与量
・投与方法

投与法（筆者施設の例）
・経静脈投与：●
・経口投与：投与
・持続（連続）投与：
・休薬期間：空白、

ドクターの考え方
治療上の位置づけやこのレジメンが選択される目的など、おさえておきたいプラスαの知識を医師が解説

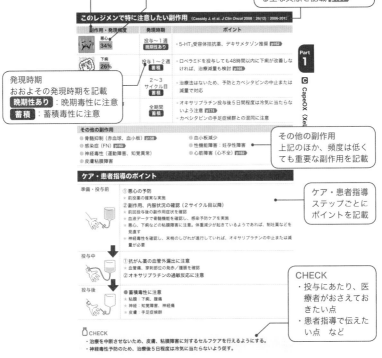

特に注意したい副作用
頻度にかかわらず、特に重要度の高い症状を選別

発現頻度
頻度は全Grade
（一部例外は注釈あり）

引用文献
副作用の発現頻度の出典として、代表的な適応疾患における主な文献を記載 p191

このレジメンで特に注意したい副作用 (Cassidy J. et al. *J Clin Oncol* 2008：26(12)：2006-2011)

副作用・発現頻度	発現時期	ポイント
悪心 34%	投与～1週 晩期性あり	・5-HT₃受容体拮抗薬、デキサメタゾン推奨 p162
下痢 26%	投与1～2週 蓄積	・ロペラミドを投与しても48時間以内に下痢が改善しなければ、治療減量も検討 p164
	2～3 サイクル目 蓄積	・治療法はないため、予防とカペシタビンの中止または減量で対応
	全期間 蓄積	・オキサリプラチン投与後5日間程度は冷気に当たらないよう注意 p174 ・カペシタビンの手足症候群との混同に注意

発現時期
おおよその発現時期を記載
晩期性あり：晩期毒性に注意
蓄積：蓄積毒性に注意

その他の副作用
- 骨髄抑制（赤血球、血小板）p198
- 感染症（FN）p180
- 神経毒性（運動障害、知覚異常）
- 皮膚粘膜障害
- 血小板減少
- 性機能障害：妊孕性障害
- 心筋障害（心不全）p162

その他の副作用
上記のほか、頻度は低くても重要な副作用を記載

ケア・患者指導のポイント

準備・投与前
①悪心の予防
 ※ 前投薬の確実な実施
②副作用、内服状況の確認（2サイクル目以降）
 ※ 前回投与後の副作用症状を確認
 ※ 血液データで骨髄機能を確認。感染予防ケアを実施
 ※ 悪心、下痢などの粘膜障害で体重減少が起きているようであれば、制吐薬などを見直す
 ※ 神経毒性を確認し、末梢のしびれが進行していれば、オキサリプラチンの中止または減量が必要

投与中
①抗がん薬の血管外漏出に注意
 ※ 血管痛、穿刺部位の発赤／腫脹を確認
②オキサリプラチンの過敏反応に注意

投与後
●蓄積毒性に注意
 ※ 粘膜：下痢、腹痛
 ※ 神経：知覚障害、神経痛
 ※ 皮膚：手足症候群

ケア・患者指導
ステップごとにポイントを記載

CHECK
・投与にあたり、医療者がおさえておきたい点
・患者指導で伝えたい点 など

🧴CHECK
・治療を中断させないため、皮膚、粘膜障害に対するセルフケアを行えるようにする。
・神経毒性予防のため、治療後5日程度は冷気に当たらないよう促す。

(奥村俊一)

41

抗がん薬の催吐性リスクのアイコン表示

- 本書では、日本癌治療学会編：制吐薬適正使用ガイドライン2015年10月【第2版】一部改訂版（ver.2.2）[2]をもとに、各薬剤の催吐性リスクを下記のとおり表記しています p162。

アイコン	催吐性リスク（催吐頻度）
催吐高	高度（>90%）
催吐中	中等度（30～90%）
催吐軽	軽度（10～30%）
催吐最小	最小度（<10%）

血管外漏出時の組織傷害リスクのアイコン表示

- 本書では、各薬剤の血管外漏出時の組織傷害リスク[3]を下記のとおり表記しています p180。

アイコン	組織傷害の分類
EV高	壊死起因性抗がん薬 vesicants drugs
EV中	炎症性抗がん薬 Irritants drugs
EV低	非壊死性抗がん薬 non-vesicants drugs

3

レジメンの理解（見方・読み方）

レジメンの見方

- **レジメン**とは、抗がん薬の**投与計画書**である。抗がん薬をレジメンによって管理することで、投与方法や投与量の誤りなどの事故を予防、治療の標準化を図る。
- レジメン内容でチェックしたいポイントを以下に挙げる。

▼ レジメンのチェックポイント

①抗がん薬の種類、投与量
②投与経路：中心静脈ポート（CVポート）、末梢静脈、経口および、漏出時のリスク
③投与スケジュール：1コースの投与・休薬期間、投与サイクル数
④副作用：点滴中に現れる症状も含めて

本書での掲載例

レジメンの名称

ABVD
エー ビー ブイ ディー

応用例 ABVd

代表的なレジメン：ABVD　　　　　　　　　同時に参照：A＋AVD p12

抗がん薬の名称・組み合わせ

薬剤名	用法用量	Day 1	～	15	～	28
ドキソルビシン (DXR) （アドリアシン®）催吐中 EV高	25mg/m² 点滴静注	●		●		
ブレオマイシン (BLM) （ブレオ）催吐最小 EV中	9mg/m² 最大15mg/body 点滴静注	●		●		
ビンブラスチン (VBL) （エクザール®）催吐最小 EV高	6mg/m² 最大10mg/body 点滴静注	●		●		
ダカルバジン (DTIC) 催吐高 EV中	375mg/m² 点滴静注	●		●		

1コースの日数

悪心・嘔吐や漏出時に組織傷害を起こしやすい薬剤

投与量・投与経路

投与スケジュール（投与・休薬期間）

● レジメンの名称

- レジメンの名称は、同じものでもさまざまな呼び方があるため、注意が必要である。これは抗がん薬の略語が複数あることに起因している。
- 以前は商品名をレジメン名にも使用していたが、後発品（ジェネリック医薬品、バイオシミラー）が増えており、最近は避ける傾向にある。
- 同じレジメンでも臓器が違うと異なる呼び方をする場合もある。同じ薬剤の組み合わせであっても、投与量や投与期間（サイクル）が異なることがあるため、登録する名称には注意が必要である。

- **抗がん薬による副作用リスクの確認**
  - **催吐性リスク**：外来の診察時間は限られているため、患者は医師に十分副作用を伝えきれていないこともある。がん薬物療法で生じる悪心・嘔吐は予防が重要であり、各薬剤の催吐性リスク（高度〜最小度の４レベルに分けられる）p162 に応じて、制吐薬の予防投与は十分できているかチェックが必要である。患者の全身状態や治療歴にも大きく影響を受けるので、初回治療時の悪心評価も行い、変更、調整する。
  - **血管外漏出時の組織傷害リスク**：血管外漏出（extravasation：EV）によって生じる組織傷害リスクは抗がん薬によって異なるため、リスクに応じて３つのレベル（壊死起因性、炎症性、非壊死性）に分けられている p180 。特に高リスクの壊死起因性抗がん薬が使用されている場合は、漏出を予防するための基本として、まずは血管確保を慎重に行う。血管が細く難しい場合は、医師にCVポートの造設を依頼する。

- **その他のチェックポイント**
  - **レジメン併用経口薬**：経口薬は患者自身が自宅で服用する場合が多く、処方忘れがないか十分確認することが重要である。また、患者が服薬について正しく理解できているかどうか、適切に服薬管理できるかどうか、あわせて確認する。
  - **投与順、投与速度・ルートの確認**：併用薬の確認も忘れずに行う。
  - **休薬期間が過ぎても、治療再開とはならない場合**：開始基準を満たしていなければ、治療は延期となる。例えば骨髄抑制の未回復は、治療を延期する理由の代表例である。

レジメンに含まれる抗がん薬の理解

- がん薬物療法は、従来から行われている化学療法（殺細胞性抗がん薬を用いる）のほかに、分子標的療法（分子標的治療薬を用いる）、内分泌療法（ホルモン療法薬を用いる）、その他の薬物療法がある。さらに最近では、第４の治療法といわれる免疫療法（免疫チェックポイント阻害薬を用いる）も行われるようになっており、これらの治療は定められたレジメンのもと、さまざまな抗がん薬を使用して実施される。
- レジメンにそってがん薬物療法を実施する際に、薬剤ごとの特徴を理解しておくことで安全な治療につながる。

- **レジメンに含まれる抗がん薬の種類**
- レジメンは、副作用の異なる薬剤を組み合わせて作られる。レジメンの副作用を知るには、それぞれの薬剤のタイプ[1]を理解しておくことが大切である。
- 基本となる薬剤は、従来からある**殺細胞性（細胞障害性）抗がん薬**である。これは細胞分裂への障害を起こす薬剤であり、骨髄抑制、皮膚・粘膜障害が共通して起こる。骨髄のダメージの回復に２〜３週間かかることから、多くのレジメンは２〜３週が１コースとなっている。
- 近年出てきた**分子標的治療薬（分子標的薬）**は作用機序が異なるため、既存のレジメンに併用する形で使われることも多い。作用を持続させるため、血中濃度を維持する投与方法がとられる。
- **免疫チェックポイント阻害薬**は、当初は単剤で使われていたが、相乗効果を狙い既存のレジメンへの併用が増えてきている。副作用は強く出る傾向にあり、注意が必要である。
- 乳がんなどのホルモン依存性腫瘍では、**ホルモン療法薬**が用いられる。悪性リンパ腫ではステロイドにリンパ球傷害作用があるため、抗腫瘍効果目的で投与される。

▼ がん薬物療法と主な抗がん薬

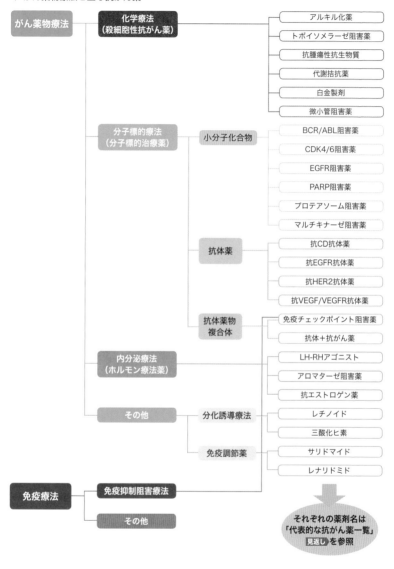

国立がん研究センターがん情報サービス：薬物療法 もっと詳しく知りたい方へ　https://ganjoho.jp/public/dia_tre/treatment/drug_therapy/dt02.html（2021.3.10.アクセス）をもとに作成

副作用の理解

本書での掲載例

特に重要な
副作用

副作用の発症頻度

このレジメンで特に注意したい副作用 (Connors JM, et al. *N Engl J Med* 2018 : 378 : 331-344)

副作用・発現頻度	発現時期	ポイント
骨髄抑制 **50%**	投与 1～2週	● 好中球減少が最も注意したい副作用 ● うがい・手洗いなどの感染予防策と発熱時の対応を指導 p158
悪心・嘔吐 **30～50%**	投与～1週	● アプレピタント推奨 ● 高度催吐性リスクであり、制吐薬を予防的に投与 p162
末梢神経障害 **10～20%**	全期間	● しびれ、筋力低下などの症状について、患者の状態を十分に観察 p174

その他の副作用

● 感染症 ● 血管炎・血管痛

発現時期は個人差が
大きいことに注意！

サイクルが進むにつれて蓄積する
毒性や、治療後に現れる副作用に
も配慮する

副作用の対策
をおさえる

● **副作用の発現頻度**

- 同じレジメンであっても、適応されるタイミング（一次治療〈ファーストライン〉、二次治療〈セカンドライン〉以降）では副作用の発現頻度は異なる。特に、最近は術前、術後でもがん薬物療法を行うことが増え、再発時の治療が初回のがん薬物療法ではない場合があることに注意が必要である（本書で記載されている副作用のデータは、代表的な適応疾患における、代表的なレジメンによるものであることに注意）。
- 副作用の発現頻度は個人差が大きいが、予防によって軽減が可能なものがある。患者の状態を把握し、医師や薬剤師と情報を共有する。

● **発現頻度と Grade の考え方**

- がん薬物療法において、副作用の発現頻度が多くても、重症化しなければ治療は継続されがちである。
- 患者の QOL を保つには、副作用の Grade（CTCAE v5.0 p188 では重症度に応じて5つのレベルに定義）にかかわらず、それに対するケアは大切である。"治療継続＝副作用がない"ではないことに注意したい。

● **発現時期**

- 基本的に、副作用はサイクルが進むにつれて蓄積していく。
- 例えば、パクリタキセルやビンクリスチンなどの微小管阻害薬で生じやすい神経毒性は、投与後に症状が強くなるものの、その後に改善する。しかし、サイクル数を重ねるにつれて毒性が蓄積していき、元に戻らないまま次の治療を受ける場合が出てくる。この場

合、治療後も神経障害が残ってしまう可能性がある。そのため、一過性の副作用ではなく、蓄積している副作用にも注意が求められる。

● 抗がん薬の副作用は、治療中だけではない。肺毒性や心毒性は治療後数年〜10年以上経過してから現れることもあるため、若年者へのがん薬物療法は事前に説明が必要である。

● 必要に応じて、薬剤の減量・中止を判断する。

● 副作用の発現時期は個人差が大きいため、1サイクル目に起きた副作用の発現パターンを把握する。

（下山　達）

適切に活用したいレジメン

　レジメンを設定することの最大の目的は、がん薬物療法において医療ミスをなくすことである。しかし、同一レジメンが複数の診療科で登録されてしまうと、それぞれの診療科の特性や好みによって、投与時間や前投薬が異なってしまい混乱を招き、医療ミスにつながる。レジメンは診療科だけでなく、入院−外来など投与場所が異なっていても、内容は統一されている必要がある。そのため、医師・看護師・薬剤師の職種だけでなく、診療科、部門すべてにまたがって決定していく必要がある。

　最近では、薬剤の投与にかかる時間も、外来化学療法の混雑を回避するために短縮される傾向にある。古いレジメンのままで運用していると、長い投与時間のままになっていることも多いため、最新知見にあわせて定期的にレジメン内容を見直すことが必要である。

おさえておきたい
重要レジメン

5-FU＋LV

ファイブエフユー　ロイコボリン

応用例 5-FU＋Bev＋LV

代表的なレジメン：5-FU＋LV

薬剤名	用法用量	Day 1	8	15	22	29	36	43	50	56
フルオロウラシル（5-FU） 催吐軽 EV中	600mg/m² 静注	●	●	●	●	●	●			
レボホリナート （ℓ-LV）（アイソボリン®）	250mg/m² 点滴静注	●	●	●	●	●	●			

[適応・特徴]

● 大腸がん：大腸がんにおける術後補助化学療法（術後6か月間）として使用される。オキサリプラチンの使用が適切でないと判断される場合のオプションの1つ

● サイクル：1コース8週間（週1回投与を6週間、その後2週間休薬）、Total 3サイクル

投薬管理のポイント

● ルートの注意点：なし

● 併用禁忌：S-1（投与中および投与中止後少なくとも7日以内は5-FUを投与しない）

● 併用注意：下表を参照

・フェニトイン	・他の抗がん薬	・葉酸代謝拮抗薬（スルファメトキ
・ワルファリン	・放射線照射	サゾール・トリメトプリムなど）
・トリフルリジン・チピラシル		

● レジメン併用経口薬：なし

● 支持療法：なし

ドクターの考え方

　5-FUは、投与後、肝臓ですぐに代謝・分解されてしまう薬剤であり、内服薬などによる持続投与が必要になる。点滴投与だと持続投与が必要となってしまい、外来治療には皮下埋め込み型中心静脈アクセスポート（CVポート p184 ）の造設が必要となる。

　手間はかかるが、確実に投与を行いたい場合や、患者が内服できないケースで選択するレジメンである。レボホリナートは、5-FUの効果を強めるために併用される。本レジメンは、FOLFOX p82 などのさまざまなレジメンのベースとなる基本レジメンである。　　　　（田村太一、下山 達）

このレジメンで特に注意したい副作用

（日本臨床腫瘍薬学会監修：がん化学療法レジメンハンドブック，羊土社，東京，2017：302-304）

副作用・発現頻度	発現時期	ポイント
下痢 **79.1%**	投与2週〜	● 脱水を予防するため十分な水分摂取を行う ● 必要時、止瀉薬の内服を促す p166
 口腔粘膜炎 **24.1%**	投与2週〜	● 口腔内を清潔にする p164

その他の副作用

- 手足症候群、色素沈着 p172
- 脱毛 p170
- 白血球減少、顆粒球減少 p160
- 感染症、発熱
- 悪心・嘔吐 p162

ケア・患者指導のポイント

準備・投与前

● 副作用の確認（2サイクル目以降）
★ 前回投与後の副作用症状（骨髄抑制など）を確認
★ 粘膜障害、皮膚症状を確認

投与中

● 投与時間、投与タイミングに注意
★ 投与時間：レボホリナートは点滴静注2時間、5-FUは静注または点滴静注全開
★ 投与タイミング：レボホリナート投与開始後1時間経過後に、5-FUを投与

投与後

● 副作用に注意
★ 下痢が続く場合、下痢のほかに発熱・嘔吐など他の症状を併発している場合は、すみやかに医療者に連絡
★ 口腔内の疼痛のため、食事や水分摂取が不可能な場合は、すみやかに医療者に連絡
★ 手足症候群の予防のため、保湿ケアを十分行う

CHECK

・5-FUは、フェニトインの血中濃度を上昇させ、フェニトイン中毒（眼振、複視、運動失調）が現れることがある。併用時は、フェニトインの血中濃度をモニタリングする。
・5-FUは、ワルファリンの作用を増強させることがある。併用時は、定期的にプロトロンビン時間・プロトロンビン活性をモニタリングする。

（清　美奈）

A＋AVD

エー　エーブイディー

薬剤名	用法用量	Day 1	～	15	～	28
ブレンツキシマブ ベドチン （アドセトリス®）催吐軽 EV中	1.2mg/kg 点滴静注	●		●		
ドキソルビシン（DXR） （アドリアシン®）催吐中 EV高	25mg/m² 点滴静注	●		●		
ビンブラスチン（VBL） （エクザール®）催吐最小 EV高	6mg/m² 最大10mg/body 点滴静注	●		●		
ダカルバジン（DTIC） 催吐高 EV中	375mg/m² 点滴静注	●		●		

[適応・特徴]

● 悪性リンパ腫：未治療の進行期CD30陽性ホジキンリンパ腫に使用される
● サイクル：1コース4週間、最大6サイクル

投薬管理のポイント

● ルートの注意点：ダカルバジンは静脈炎・血管痛を起こすことがあるため遮光する
● 併用禁忌：ブレオマイシン（肺障害が発現するおそれ）
● 併用注意：下表を参照

・CYP3A4阻害薬（ケトコナゾールなど）	・パクリタキセル
・アゾール系抗真菌薬	・投与前の心臓部あるいは縦隔への放射線照射
・マクロライド系抗菌薬	・潜在的に心毒性を有する抗がん薬（アントラ
・フェニトイン	サイクリン系薬剤など）

● レジメン併用経口薬：なし
● 支持療法：下表を参照

FNの予防	G-CSF製剤による一次予防を考慮
感染症の予防	ST合剤
催吐性リスク（高）	選択的NK$_1$受容体拮抗薬（アプレピタントまたはホスアプレピタント）、5-HT$_3$受容体拮抗薬、デキサメタゾン

CHECK

・治療を中断させないため、感染予防、粘膜傷害に対するセルフケアを行えるようにする。
・末梢神経障害の増悪・発現に注意し、重篤化しないようにサイクルごとの評価が必要である。

ドクターの考え方

　ホジキンリンパ腫に対し20年以上不動のレジメンであったABVD p16 に代わる新レジメンである。しかし、骨髄抑制が強く出るため、若年者であってもFN予防のためにG-CSF製剤のサポートが必要となる。
　実臨床では若年の進行期ホジキンリンパ腫に対して本レジメンが選択されることが多い。肺毒性のあるブレオマイシンを使用しないで済むメリットは大きいが、一方で末梢神経毒性が強い薬剤が2剤も含まれているため、重篤化しないようサイクルごとの評価は必須である。

（森田侑香、八木　悠）

このレジメンで特に注意したい副作用 (Connors JM, et al. *N Engl J Med* 2018：378：331-344)

副作用・発現頻度	発現時期	ポイント
骨髄抑制 **75%**	投与1～2週	• 投与前の血液検査を実施 • 1,000/mm³未満の好中球減少症発現時は、休薬などの適切な処置を行う • 発熱性好中球減少症（FN）の発現頻度が高い（18%） • 予防投与を含めたG-CSF製剤の投与を考慮 p158
末梢神経障害 **63%** 蓄積	全期間	• 末梢神経障害を合併している患者には慎重に投与 • しびれ、筋力低下などの症状について患者の状態を十分に観察 • Grade 2以上の場合、休薬・減量などの適切な処置が必要 p174
悪心・嘔吐 **30～50%**	投与～1週	• 選択的NK₁受容体拮抗薬（アプレピタントまたはホスアプレピタント）、5-HT₃受容体拮抗薬、デキサメタゾン9.9mgを予防的投与 p162
インフュージョンリアクション **9%**	投与2日以内	• 2回目以降の投与時に初めて発現することもあり注意 p178

その他の副作用

● 感染症　　　　　　　　　　　　　　● 肝障害
● 劇症肝炎

ケア・患者指導のポイント

準備・投与前

① 投与量の把握
★ ブレンツキシマブ ベドチンは体重100kgを超える場合は100kgとして計算
★ ドキソルビシンは総投与量が500mg/m²を超えると重篤な心筋障害を起こすことが多くなるため注意
★ ビンブラスチンは最大投与量10mg/body

② 副作用の確認（2サイクル目以降）
★ 前回投与後の副作用症状（骨髄抑制、末梢神経障害など）を確認

投与中

① 投与時間・方法に注意
★ ブレンツキシマブ ベドチンは30分以上かけて点滴静注
★ 投与前後はルートを生理食塩液または5%ブドウ糖溶液でフラッシュすること

② ダカルバジンはルート全体の遮光が必要

③ 抗がん薬の血管外漏出に注意
★ ドキソルビシン、ビンブラスチンは壊死起因性抗がん薬のため、血管痛、穿刺部位の発赤／腫脹を確認

投与後

① 骨髄抑制に注意
② 末梢神経障害の増悪・発現に注意

（殿村直也）

abemaciclib＋非ステロイド性AI

アベマシクリブ

代表的なレジメン：アベマシクリブ＋レトロゾール

薬剤名	用法用量	Day 1	〜	15	〜	28
アベマシクリブ（ベージニオ®）	1回150mg 1日2回内服	● ●		投与		→
レトロゾール（RET）（フェマーラ®）	1回2.5mg 1日1回内服	●				→

[適応・特徴]

● 乳がん：閉経後のホルモン受容体陽性転移・再発乳がんに対する一次内分泌療法として推奨される。非ステロイド性アロマターゼ阻害薬（AI）の周術期内分泌療法中、または終了後12か月以内に再発した場合は、併用する内分泌療法薬としてフルベストラントが選択される。閉経前ホルモン受容体陽性転移・再発乳がんに使用する場合は、リュープロレリン（リュープリン®）などのLH-RHアゴニストを併用する

● サイクル：連日内服、病勢増悪まで継続
＊併用する内分泌療法薬の用法用量は各薬剤の添付文書に準ずる

投薬管理のポイント

● 併用禁忌：なし

● 併用注意：下表を参照 　＊強いCYP3A阻害薬を併用する場合、アベマシクリブの減量を考慮する

アベマシクリブの血中濃度上昇	・CYP3A阻害薬（イトラコナゾール、クラリスロマイシン、ジルチアゼムなど）＊ ・グレープフルーツ（ジュースを含む）
アベマシクリブの血中濃度低下	・CYP3A誘導薬（リファンピシン、フェニトイン、カルバマゼピンなど） ・セントジョーンズワートなどの健康食品・サプリメント

● レジメン併用薬：アナストロゾール1回1mg、1日1回、連日投与。（または）レトロゾール2.5mg、1日1回、連日投与。フルベストラント1回500mg、筋注（左右殿部）、初回、2週後、4週後、その後4週間隔で投与

● 支持療法：下痢の場合、ロペラミド

● よくあるトラブル対応：下表を参照

アベマシクリブの内服を忘れた時	・内服を忘れた際は1回分は飛ばして（スキップ）、次の決められた時間に1回分服用する。服薬日誌に記録し、次回受診時に医師へ伝えるよう指導する
食事の影響	・食事に関係なく1日2回、12時間ごとに毎日決まった時間に服用する ・グレープフルーツ（ジュースを含む）の摂取は避ける ・健康食品・サプリメントは、摂取前に必ず使用可否を確認するよう説明する

ドクターの考え方

　転移・再発乳がんに対しては、アベマシクリブやパルボシクリブといったサイクリン依存性キナーゼ4/6（CDK4/6）阻害薬と内分泌療法の併用が標準治療として行われる。ただし、遅発性再発などの緩徐な経過では、副作用やコストをふまえ、内分泌療法単独も選択される。

　アベマシクリブとパルボシクリブはどちらもCDK4/6阻害薬であるが、アベマシクリブは下痢の頻度が高く、パルボシクリブは好中球減少の頻度が高い（特に日本人で高い傾向にあることが報告されている）などの副作用プロファイル（副作用の現れ方）の違いがある。投与スケジュールもアベマシクリブが連日内服、パルボシクリブが3投1休（3週間投与して1週間休薬）と異なり、患者自身で内服管理が可能かどうかも重要な点として考えられる。　　　　　（中村翔平、奥屋俊宏）

このレジメンで特に注意したい副作用　(Sledge GW Jr, et al. *J Clin Oncol* 2017；35(25)：2875-2884)

副作用・発現頻度	発現時期	ポイント
下痢 **86.4%**	投与6〜8日	● 止瀉薬で対応、こまめな水分摂取を励行 ● ベースラインと比べて4回以上の排便回数となる場合は休薬、減量を考慮 **p166**
好中球減少 **46.0%**	投与29〜33日	● 持続期間中央値は15日 ● 投与開始後2か月間は2週に1回、その後2か月間は月に1回の頻度で血液検査を行い、必要に応じて休薬、減量を考慮 **p158**
悪心 **45.1%**	投与11〜14日	● 65歳以上は悪心などの消化器症状の発現が多いとの報告あり ● 必要に応じて制吐薬を使用 **p162**
間質性肺疾患 **2.3%**	全期間	● 初期症状は、咳嗽・息切れ・呼吸困難・発熱など ● 異常が認められた場合には投与を中止し、胸部X線などの検査を行い、副腎皮質ホルモンを投与するなど適切な処置を実施 ● 定期的に検査を行うなど十分観察する（1〜5か月の発現が多いとの報告あり）

その他の副作用

● 骨髄抑制 **p158**　　　　● 口腔粘膜炎 **p164**
● 疲労　　　　　　　　● 脱毛 **p170**
● 腹痛　　　　　　　　● 肝障害
● 嘔吐　　　　　　　　● 静脈血栓塞栓症 **p182**

ケア・患者指導のポイント

内服前

● 副作用、内服状況の確認（2サイクル目以降）
★ 前回投与後の副作用症状を確認
★ 骨髄機能、肝機能を確認
★ 下痢、排便回数、止瀉薬の使用状況を確認
★ 息切れ、呼吸困難感、空咳、発熱など間質性肺疾患の症状があれば、医療者に報告

内服期間中

● 感染症、下痢、間質性肺疾患の発現に注意
★ うがい・手洗いなどの感染予防策を指導
★ 止瀉薬の使用方法、こまめな水分摂取を指導
★ 間質性肺疾患を疑う症状（上記）や脱水症状（めまい、頭痛、尿量減少など）があれば内服を中止し、すみやかに医療者に連絡するよう説明

🧴 CHECK

・脱毛の報告があるため、事前に説明をしておく。多くの場合は、ウィッグやつけ毛を使わなくてもよい程度である。
・アベマシクリブは、腎尿細管における血中から尿中へのクレアチニンの分泌を低下させるため、投与中は血清クレアチニン値の上昇を認めることがある。想定範囲（ベースラインの1.4倍程度）の血清クレアチニン値の上昇であれば治療を継続する。

（吉田　茜）

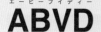

ABVD
エー ビー ブイ ディー

応用例 ABVd

代表的なレジメン：ABVD

同時に参照：A＋AVD p12 ▶

薬剤名	用法用量	Day 1	〜	15	〜	28
ドキソルビシン（DXR） （アドリアシン®）催吐中 EV高	25mg/m² 点滴静注	●		●		
ブレオマイシン（BLM） （ブレオ®）催吐最小 EV中	9mg/m² 最大15mg/body 点滴静注	●		●		
ビンブラスチン（VBL） （エクザール®）催吐最小 EV高	6mg/m² 最大10mg/body 点滴静注	●		●		
ダカルバジン（DTIC） 催吐高 EV中	375mg/m² 点滴静注	●		●		

[適応・特徴]

● 悪性リンパ腫：ホジキンリンパ腫に使用される

● サイクル：1コース4週間、限局期：4サイクル＋浸潤リンパ節領域の放射線照射、進行期：6〜8サイクル

投薬管理のポイント

● ルートの注意点：ダカルバジンは静脈炎・血管痛を起こすことがあるため遮光する

● 併用禁忌：胸部およびその周辺部への放射線照射

● 併用注意：下表を参照

・アゾール系抗真菌薬	・頭頸部への放射線照射
・マクロライド系抗菌薬	・投与前の心臓部あるいは縦隔への放射線照射
・フェニトイン	・潜在的に心毒性を有する抗がん薬（アントラ
・パクリタキセル	サイクリン系薬剤など）

● レジメン併用経口薬：なし

● 支持療法：催吐性リスク（高度）に対して、選択的NK_1受容体拮抗薬（アプレピタントまたはホスアプレピタント）、5-HT_3受容体拮抗薬、デキサメタゾン

● よくあるトラブル対応：壊死起因性抗がん薬を用いるため、血管外漏出を起こした際にはすみやかに対応する

ドクターの考え方

　ホジキンリンパ腫に対する本レジメンは完治率が高い一方、抗がん薬治療に伴う二次発がんや臓器障害で亡くなる人が多いことが問題になっている。そのため抗がん薬を減らす目的で、Stage、リスク分類、中間PETなどの評価に応じて、治療サイクル数を減らす工夫をしている。臓器毒性の代表例はブレオマイシンの肺毒性であり、致死的な晩期障害につながるため治療前だけでなく治療中でも呼吸機能評価は必須である。

　悪心・嘔吐が強く、日本では当初、ダカルバジンの量を減らしたABVdが用いられていたが、制吐薬の進歩により現在では通常量の本レジメンが標準となっている。　　　　（森田侑香、八木　悠）

このレジメンで特に注意したい副作用　(Connors JM, et al. *N Engl J Med* 2018：378：331-344)

副作用・発現頻度	発現時期	ポイント
骨髄抑制 50%	投与 1〜2週	・好中球減少が最も注意したい副作用 ・うがい・手洗いなどの感染予防策と発熱時の対応を指導 p158
悪心・嘔吐 30〜50%	投与〜1週	・アプレピタント推奨 ・高度催吐性リスクであり、制吐薬を予防的に投与 p162
末梢神経障害 10〜20%	全期間 蓄積	・しびれ、筋力低下などの症状について、患者の状態を十分に観察 p174

その他の副作用

● 感染症
● 肺障害
● 血管炎・血管痛

ケア・患者指導のポイント

準備・投与前	①投与量の把握 ★ ドキソルビシンは総投与量が500mg/m² を超えると重篤な心筋障害を起こすことが多くなるため注意 ★ ブレオマイシンは最大投与量15mg/body ★ ビンブラスチンは最大投与量10mg/body ②副作用の確認（2サイクル目以降） ★ 前回投与後の副作用症状を確認 ★ 骨髄抑制の確認
投与中	①ダカルバジンはルート全体の遮光が必要 ②抗がん薬の血管外漏出に注意 ★ ドキソルビシン、ビンブラスチンは壊死起因性抗がん薬のため、血管痛、穿刺部位の発赤／腫脹を確認
投与後	● 骨髄抑制に注意

🩹 CHECK

・治療を中断させないため、感染予防、粘膜障害に対するセルフケアを行えるように支援する。

（殿村直也）

AC
エーシー

代表的なレジメン：AC

薬剤名	用法用量	Day 1	〜	21
ドキソルビシン（DXR） （アドリアシン®）催吐中 EV高	60mg/m² 点滴静注（15分）	●		
シクロホスファミド（CPA） （エンドキサン®）催吐中 EV中	600mg/m² 点滴静注（30分）	●		

[適応・特徴]
● 乳がん：術前・術後、再発転移乳がんに使用される
● サイクル：1コース3週間、dose-dense ACは2週間、Total（術前・術後）4サイクル

投薬管理のポイント

● 併用禁忌：ペントスタチン
● 併用注意：下表を参照

・パクリタキセル	・フェノバルビタール
・投与前の心臓部あるいは縦隔への放射線照射	・オキシトシン
・潜在的に心毒性を有する抗がん薬（アントラサイクリン系薬剤など）	・バソプレシン
	・チオテパ
・アロプリノール	・脱分極性筋弛緩薬

● レジメン併用経口薬：なし
● 支持療法：下表を参照

催吐性リスク（高）＊	選択的NK₁受容体拮抗薬（アプレピタントまたはホスアプレピタント）、5-HT₃受容体拮抗薬、デキサメタゾン
骨髄抑制	dose-dense ACの場合は、ペグフィルグラスチム

＊AC療法として 催吐高 に分類

● よくあるトラブル対応：ドキソルビシンは壊死起因性抗がん薬のため、血管外漏出を起こした際にはすみやかに対応する p180

🛁 CHECK
・シクロホスファミドは揮発性の高い薬剤であり、投与時や投与後の曝露対策も適切に行う（トイレは座って、2回流すなど）

🩺 ドクターの考え方

　乳がんに対する薬物療法でキードラッグになるのが、アントラサイクリン系とタキサン系の薬剤である。ドキソルビシン（アントラサイクリン系）を含む本レジメンは、術前・術後の補助療法や、転移・再発症例のいずれにも使用される主要なレジメンの1つである。
　ただし、ドキソルビシンは総投与量が一定量を超えると心毒性のリスクが増大するため、使用可能な回数には限界がある。また、治療前にアントラサイクリン系の治療歴がないことや、心障害がないことを確認する必要がある。
(中村翔平、奥屋俊宏)

このレジメンで特に注意したい副作用 (Fisher B, et al. *J Clin Oncol* 1990；8（9）：1483-1496)

副作用・発現頻度	発現時期	ポイント
脱毛 92%	投与2～3週	・アピアランスケア、ウィッグ・帽子・バンダナなどの用意 p170
悪心・嘔吐 71%	投与～1週	・アプレピタントを推奨 p162
白血球減少* 3.7%	投与10～14日	・dose-dense ACの場合、投与後24～72時間でペグフィルグラスチムを予防的に投与

＊ ≧Grade 3

その他の副作用
- 心・血管障害 p182
- 口腔粘膜炎 p164
- 倦怠感
- 食欲不振
- 発熱性好中球減少症（FN） p160
- 出血性膀胱炎
- 鼻閉
- 不妊

ケア・患者指導のポイント

準備・投与前

① 心機能、アントラサイクリン系の投与歴を確認
★ ドキソルビシンの総投与量が500mg/m^{2}を超えると、重篤な心筋障害を起こしやすくなるため、アントラサイクリン系薬剤の総投与量には注意

② 悪心の予防
★ 高度催吐性リスクのため、前投薬の確実な実施
★ 予防効果が低ければ、制吐薬の見直し（2サイクル目以降）

③ 副作用の確認（2サイクル目以降）
★ 前回投与後の副作用症状（骨髄抑制、粘膜障害など）を確認
★ 血液データで骨髄機能を確認、感染予防のケアを実施

投与中

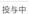

● 抗がん薬の血管外漏出に注意
★ 壊死起因性抗がん薬のため、血管痛・穿刺部位の発赤／腫脹を確認

投与後

① 出血性膀胱炎に注意
★ シクロホスファミドによる出血性膀胱炎の発現に注意。投与後は飲水を励行し、こまめに排尿する

② ニューモシスチス肺炎*に注意
★ dose-dense ACの場合、3～4サイクル施行後に発現例が報告されている。リンパ球数が500/mm^{3}未満の場合、予防目的にST合剤の内服も考慮

③ 着色尿に注意
★ ドキソルビシンにより、1～2日間は尿が赤色に着色する

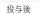

＊免疫低下の患者に発病しやすい、ニューモシスチス-カリニ原虫による間質性形質細胞性肺炎

（渡邉貴子）

A＋CHP

エー　シーエイチピー

同時に参照：CHOP p58

代表的なレジメン：A＋CHP

薬剤名	用法用量	Day 1	2	3	4	5	〜	21
ブレンツキシマブ ベドチン （アドセトリス®）[催吐軽][EV中]	1.8mg/kg 点滴静注	●						
シクロホスファミド（CPA） （エンドキサン®）[催吐中][EV中]	750mg/m² 点滴静注	●						
ドキソルビシン（DXR） （アドリアシン®）[催吐中][EV高]	50mg/m² 点滴静注	●						
プレドニゾロン（PSL） （プレドニン®）	100mg/日 （day1 点滴静注、 day2〜5 内服）	●	●	●	●	●		

［ 適応・特徴 ］

● 悪性リンパ腫：未治療の末梢性T細胞リンパ腫（PTCL）に使用される
● サイクル：1コース3週間、Total最大8サイクル

投薬管理のポイント

● 併用禁忌：ブレオマイシン（肺毒性が発現するおそれ）
● 併用注意：CYP3A4阻害薬（ケトコナゾールなど）
● レジメン併用経口薬：プレドニゾロン4日間の内服（day2〜5）
● 支持療法：下表を参照

FNの予防	G-CSF製剤による一次予防を考慮
感染症の予防	ST合剤
催吐性リスク（高）	選択的NK$_1$受容体拮抗薬（アプレピタントまたはホスアプレピタント）、5-HT$_3$受容体拮抗薬、デキサメタゾン

● よくあるトラブル対応：ステロイドの内服を忘れたときは医師にまず相談するよう伝える

⌀ CHECK

・治療を中断させないため、感染予防、粘膜障害に対するセルフケアを行えるように支援する。
・末梢神経障害が重篤化しないよう、サイクル毎に評価する。
・出血性膀胱炎を予防するため、飲水を促す。

ドクターの考え方

　B細胞性リンパ腫に対するリツキシマブ（抗CD20抗体）に相当するのが、T細胞性リンパ腫に対するブレンツキシマブ ベドチン（抗CD30抗体）である。共にCHOP p58 に上乗せするが、ブレンツキシマブ ベドチンは微小管阻害薬との複合体であるため、CHOPからビンクリスチンを抜いた形（CHP）で併用する。
　T細胞性リンパ腫は難治性のため完治に至ることが少なく、初回治療で寛解に至るよう減量、休薬は極力せずに遂行することが大切である　　　　　　　　　　　　　　　（森田侑香、八木　悠）

このレジメンで特に注意したい副作用　(Horwitz S, et al. *Lancet* 2019；393(10168)：229-240)

副作用・発現頻度	発現時期	ポイント
骨髄抑制 **59%**	投与1〜2週	● 投与前の血液検査を実施 ● 1,000/mm³未満の好中球減少症発現時は、休薬などの適切な処置 ● 発熱性好中球減少症（FN）の発現頻度が高い（18%） ● 予防投与を含めたG-CSF製剤の投与を考慮 **p158**
末梢神経障害 **52%**	全期間 **蓄積**	● 末梢神経障害を合併している患者には慎重に投与 ● しびれ、筋力低下などの症状について患者の状態を十分に観察 ● Grade 2以上の場合、休薬・減量などの適切な処置が必要 **p174**
悪心・嘔吐 **30〜50%**	投与〜1週	● 選択的NK₁受容体拮抗薬（アプレピタントまたはホスアプレピタント）、5-HT₃受容体拮抗薬、デキサメタゾン9.9mgを予防的投与 **p162**
インフュージョンリアクション **4%**	投与2日以内	● 2回目以降の投与時に初めて発現することもあり注意 **p178**

その他の副作用

● 感染症
● 劇症肝炎
● 肝障害
● 粘膜障害
● 出血性膀胱炎

ケア・患者指導のポイント

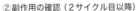

準備・投与前

① 投与量の把握
　★ ブレンツキシマブ ベドチンは体重100kgを超える場合は100kgとして計算
　★ ドキソルビシンは総投与量が500mg/m²を超えると重篤な心筋障害を起こすことが多くなるため注意

② 副作用の確認（2サイクル目以降）
　★ 前回投与後の副作用症状（骨髄抑制、末梢神経障害など）を確認

投与中

① 投与方法に注意
　★ ブレンツキシマブ ベドチンは30分以上かけて点滴静注し、投与前後はルートを生理食塩液または5％ブドウ糖溶液でフラッシュ

② 抗がん薬の血管外漏出に注意
　★ ドキソルビシンは壊死起因性抗がん薬のため、血管痛、穿刺部位の発赤／腫脹を確認

投与後

● 副作用に注意
　★ 骨髄抑制、末梢神経障害の増悪・発現に注意

（殿村直也）

Part
1

Ａ

A＋CHP

amrubicin（AMR）単剤

代表的なレジメン：AMR単剤

薬剤名	用法用量	Day 1	2	3	〜	21
アムルビシン（AMR） （カルセド®）催吐中 EV高	40mg/m² 点滴静注	●	●	●		

[適応・特徴]

● 肺がん：再発小細胞肺がんに使用される
  ＊添付文書における用量は45mg/m²であるが、再発小細胞肺がんに用いる場合の推奨用量は40mg/m²である

● サイクル：1コース3週間、病勢増悪まで継続

投薬管理のポイント

● ルートの注意点：側管より静脈注射する場合は、静脈確保に使用する輸液として生理食塩液、5％ブドウ糖溶液、リンゲル液（乳酸リンゲル液および酢酸リンゲル液は不適）を使用する[9]

● 併用禁忌：なし

● 併用注意：下表を参照

・心毒性のある抗がん薬
・放射線照射（心筋障害、骨髄抑制の増強）
＊他のアントラサイクリン系薬剤など心毒性を有する薬剤による前治療が限界量に達している患者は禁忌に該当

● 支持療法：下表を参照

催吐性リスク（中）	・5-HT₃受容体拮抗薬 ・デキサメタゾン9.9mg（day1）、8mg（day2〜3）

● よくあるトラブル対応：下表を参照

配合変化	pH3を超えると力価の低下や濁りを認める場合があるため、制吐薬を含め他剤との配合は避ける
溶解後の安定性	溶解後3時間を超えたものは、外観変化を認めない場合でも分解物の増加が生じている可能性があるため使用しない 〈参考〉溶解後の安定性が確認されている時間 5℃：24時間、25℃：3時間、30℃：1.5時間

ドクターの考え方

　再発小細胞肺がんの第一選択薬となっている。小細胞肺がんの再発は予後が悪く、初回薬物投与終了後から再発までの期間が短いほど、再発後の薬物療法の奏効率が低く、生存期間も短いことが報告されている。医師からバッドニュースを伝えられることもあり、患者・家族への心理面でのサポートも重要になる。
（大東　杏、細見幸生）

このレジメンで特に注意したい副作用 (Jotte R, et al. *J Clin Oncol* 2011；29(3)：287-293)

副作用・発現頻度	発現時期	ポイント
好中球減少 63%	投与 10～15日	• 発熱性好中球数減少症（FN）の発現頻度は10～14% p160 • 必要に応じて休薬、減量を考慮
血小板減少 45%	投与 10～15日	• 12～15日にナディア（nadir：最低値となる時期）となり、18～20日ごろには回復 • 必要に応じて休薬、減量を考慮 p158
悪心 43%	投与 1～7日	• 制吐薬で対応 p162

その他の副作用

- 貧血
- 疲労
- 食欲不振 p176
- 脱毛 p170
- 発熱
- 肝障害
- 間質性肺疾患
- 心筋障害 p182

ケア・患者指導のポイント

準備・投与前

● 副作用の確認（2サイクル目以降）
- ★ 前回投与後の副作用症状を確認
- ★ 骨髄機能を確認
- ★ 悪心の発現状況、制吐薬の使用状況を確認
- ★ 息切れ、呼吸困難感、空咳、発熱など間質性肺疾患の症状があれば、医療者に報告

投与中

① 血管痛、静脈炎に注意
- ★ 血管痛、静脈炎を起こすことがあるため、注射部位に注意

② 抗がん薬の血管外漏出に注意
- ★ 壊死起因性抗がん薬のため、点滴刺入部の違和感、疼痛、腫脹などがある場合は、すぐに報告するよう説明しておく
- ★ アントラサイクリン系薬剤による血管外漏出の場合、デクスラゾキサン（サビーン®）の適応となる

投与後

● 骨髄抑制、悪心、間質性肺疾患に注意
- ★ 感染予防策を指導
- ★ 制吐薬の使用方法を指導
- ★ 間質性肺疾患を疑う症状（息切れ、呼吸困難感、空咳、発熱など）があれば、すみやかに医療者に連絡するよう説明

🗲 CHECK

- ・血管外漏出による遅発性の皮膚障害が投与から1週間以降に発現する可能性があることを説明しておく。
- ・他のアントラサイクリン系薬剤で心筋障害が報告されており、心毒性のある薬剤の投与歴がある場合は胸部症状に注意する。
- ・尿が赤色になること（着色尿）があることを説明しておく。

（吉田　茜）

atezolizumab（Atezo）単剤

アテ ゾ リズ マブ アテゾ

応用例 CBDCA＋PTX＋Bev＋Atezo、CBDCA＋VP-16＋Atezo、nabPTX＋Atezo、Bev＋Atezo

代表的なレジメン：Atezo単剤

薬剤名	用法用量	Day 1	～	21
アテゾリズマブ（Atezo） （テセントリク®）	1,200mg/body 点滴静注	●		

[適応・特徴]

● **肺がん**：切除不能な進行・再発の非小細胞肺がん、進展型小細胞肺がんで使用される

● **乳がん**：PD-L1陽性のホルモン受容体陰性かつHER2陰性の手術不能または再発乳がんで使用される

● **その他**：肺がんで使用されることが多いが、乳がん（上記）のほか、切除不能な肝細胞がんの適応も追加されており、今後もさまざまな適応が追加される可能性がある。主に殺細胞性抗がん薬や分子標的薬との併用で使用されるが、非小細胞肺がんでは単剤での使用も可能である

● **サイクル**：1コース3週間、病勢増悪まで継続

投薬管理のポイント

● **ルートの注意点**：インラインフィルター（0.2または0.22μm）を使用する

● **併用禁忌**：なし

● **併用注意**：なし

● **レジメン併用経口薬**：なし

● **支持療法**：なし

ドクターの考え方

　非小細胞肺がんⅣ期あるいは進展型小細胞肺がんにおいて、殺細胞性抗がん薬に上乗せすることで予後延長効果を認めており、使用される機会が増えている。

　免疫チェックポイント阻害薬特有の免疫関連有害事象（irAE）が起きることがあり、注意が必要である。特に重大な副作用としては、下痢や間質性肺疾患などがある。患者の訴えを聞き、医師に伝えることで発見につながり大事に至らないこともあり、多職種で連携して診療することが大切である。

（大東　杏、細見幸生）

このレジメンで特に注意したい副作用 (日本臨床腫瘍学会編：がん免疫療法ガイドライン第2版, 2019)

副作用・発現頻度	発現時期	ポイント
大腸炎 **30〜40%**	全期間	・早期発見・早期治療が大切（以下の副作用も同様） ・持続する下痢、粘血便、血便、腹痛などに注意
内分泌障害 **2〜25%**	全期間	・疲労感、食欲低下、徐脈、体重増加などに注意
間質性肺疾患 **0〜10%**	全期間	・初期症状は、咳嗽・息切れ・呼吸困難・発熱など ・異常が認められた場合には投与を中止し、胸部X線などの検査を行い、副腎皮質ホルモンを投与するなど適切な処置を実施 ・定期的に検査を行うなど十分に観察
Ⅰ型糖尿病 **1％未満**	全期間	・口渇、多飲、多尿、易疲労感などの症状に注意

その他の副作用

- 皮膚障害 `p172`
- 肝障害、肝炎
- 腎障害
- 神経障害 `p174`
- 横紋筋融解症、筋炎
- 膵炎
- 脳炎、骨髄炎
- 心筋炎
- 血球貪食症候群
- インフュージョンリアクション `p178`

ケア・患者指導のポイント

準備・投与前

① 副作用の確認（2サイクル目以降）
★ 前回投与後の副作用症状を確認
★ 血液データで肝腎機能、骨髄抑制、血統推移、内分泌機能を確認
★ 胸部X線検査や胸部CT検査で間質性肺疾患の有無などを確認

② 過去投与時のインフュージョンリアクションの有無を確認
★ 過去にインフュージョンリアクション歴がある場合、減速投与や前投与の追加を考慮

投与中

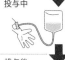

● インフュージョンリアクションに注意
★ 発熱、悪寒、頭痛、発疹、呼吸困難、血圧低下などに注意

投与後

● 副作用に注意
★ 投与期間中だけでなく、投与期間終了後も免疫関連有害事象（irAE） `p103` が発現する可能性がある
★ 副作用の自覚症状が現れた場合、早期に医療者へ相談する必要がある

CHECK

・注意すべき副作用は多岐にわたるため、治療日誌などのツールを活用して副作用を確認するように指導する。

（松尾拓馬）

azacitidine（AZA）単剤
アザシチジン

代表的なレジメン：AZA単剤（皮下注）

薬剤名	用法用量	Day 1	2	3	4	5	6	7	〜	28
アザシチジン（AZA） （ビダーザ®）催吐中	75mg/m² 点滴静注／皮下注射	●	●	●	●	●	●	●		

［ 適応・特徴 ］

● **骨髄異形成症候群**：骨髄異形成症候群（MDS）に使用される。造血幹細胞移植までのつなぎ治療（bridge）として使用されることもある。皮下注射、点滴静脈注射の2つの投与経路から投与することができる

● **サイクル**：1コース4週間（7日間連続投与し、3週間休薬）、病勢増悪まで継続

投薬管理のポイント

● **ルートの注意点**：皮下投与の場合、1か所あたり4mLを超えるときは複数か所に分割して投与する

● **併用禁忌**：なし

● **併用注意**：なし

● **レジメン併用経口薬**：なし

● **支持療法**：催吐性リスク（中等度）に対して、皮下注射のため内服薬（ラモセトロンなど）で対応する

● **よくあるトラブル対応**：下表を参照

調製後の安定性	・点滴静注では調製から1時間以内に投与を完了する ・皮下投与では冷蔵条件下（2〜8℃）で8時間まで保存することができる ・投与直前に注射用シリンジを両掌に挟んで激しく転がし、再度均一に薬液を懸濁させる

ドクターの考え方

　骨髄異形成症候群（MDS）とは、その名の通り、骨髄に多様な形態異常が生じ、正常造血ができなくなる疾患である。リスク分類と造血幹細胞移植適応の有無により治療法が選択される。

　アザシチジンは、タンパク合成阻害とDNAメチル化阻害という2つの機序により抗腫瘍効果を発揮する。移植適応のない高リスク骨髄異形成症候群に対する第一選択薬である。原則は7日間連続投与だが、外来投与時には土日の運用面を配慮して平日5日間連続投与なども汎用されている。

　出血傾向などで皮下注が困難な場合は、点滴静注が可能である。注射部位反応（紅斑や掻痒感）が軽快しても、次サイクルの投与時にフレア反応（薬剤に対するアレルギー反応）が発現することもある。

(森田侑香、八木　悠)

このレジメンで特に注意したい副作用

(Uchida T, et al. *Cancer Sci* 2011；102：1680-1686.
Fenaux P, et al. *Lancet Oncol* 2009；10（3）：223-232.)

副作用・発現頻度	発現時期	ポイント
骨髄抑制 80〜90%	約14日	●うがい・手洗いなどの感染予防を実施 p158
便秘 69.8%	全期間	●必要時、下剤を使用 p168
注射部位反応 67.9%	全期間	●注射部位の検討や、症状が悪化する場合には外用剤の使用を検討
悪心 30〜50%	全期間	●制吐薬（5-HT₃受容体拮抗薬）などの前投薬を実施 p162

その他の副作用

- 感染症
- 倦怠感
- 口腔粘膜炎 p164
- 腎障害
- 発疹 p172

ケア・患者指導のポイント

準備・投与前

①悪心の予防
★ 前投薬の確実な実施

②投与部位の確認
★ 皮下注射の場合、投与部位を確認

③副作用の確認（2サイクル目以降）
★ 前回投与後の副作用症状を確認
★ 検査データを確認し、骨髄抑制、腎機能の把握

投与中

●注射部位の確認
★ 皮下注射の場合、注射部位（大腿部、腹部、上腕部）はローテーションして投与
★ 以前の注射部位から2.5cm以上離すこと

投与後

●副作用に注意
★ 便秘
★ 注射部位反応
★ 悪心
★ 皮下注射部以外の皮膚状態も観察

CHECK

・調製後から投与までの時間が決まっているため、時間内に投与完了できるよう注意する。

Part 1

A azacitidine（AZA）

（後藤総太郎）

BEP

ベ ッ プ

代表的なレジメン：BEP

薬剤名	用法用量	Day 1	2	5	〜	9	〜	16	〜	21
ブレオマイシン（BLM）（ブレオ®）催吐最小 EV中	30mg/body 点滴静注	●				●		●		
エトポシド（VP-16）（ベプシド®）催吐軽 EV中	100mg/m² 点滴静注	投与	●							
シスプラチン（CDDP）（ランダ®）催吐高 EV中	20mg/m² 点滴静注	投与	●							

［ 適応・特徴 ］

● 胚細胞腫瘍：標準治療として、強く推奨される。がん薬物療法への感受性が高いため、薬物療法の用量強度を維持することが多い
● サイクル：1コース3週間、Total 2〜4サイクル

投薬管理のポイント

● ルートの注意点：非ポリカーボネート製器材を使用する。シスプラチンは光により分解されるため遮光する
● 併用禁忌：胸部およびその周辺部への放射線照射（ブレオマイシン）
● 併用注意：下表を参照

・化学放射線療法	・アミノグリコシド系抗菌薬	・ビレタニド
・放射線照射	・バンコマイシン	・フェニトイン
・頭蓋内放射線照射	・注射用アムホテリシンB	
・パクリタキセル	・フロセミド	

● レジメン併用経口薬：なし
● 支持療法：下表を参照

催吐性リスク（高）	選択的NK₁受容体拮抗薬（アプレピタントまたはホスアプレピタント）、5-HT₃受容体拮抗薬、デキサメタゾン
腎障害	輸液（1〜2L）、利尿薬（D-マンニトールなど）

🔋 CHECK

・腫瘍崩壊症候群（TLS：腫瘍の急速な崩壊により、高尿酸血症、高カリウム血症を生じる）の可能性があり、適宜アロプリノールやフェブキソスタットなどの尿酸生成阻害薬の投与や、輸液などで尿量の確保が必要である。

ドクターの考え方

　完治をめざした治療であるため、減量せずに3週サイクルを守り、休薬期間延長は3日以内に努める。そのために、予防的制吐薬の投与や血球減少時のG-CSF製剤投与など、適切な支持療法が重要である。肺障害のリスクが増加するため、ブレオマイシンの総投与量は360mg（本レジメン4サイクルに相当）を超えないようにする。組織型やステージングにより施行すべきサイクル数が定められている。
　胚細胞腫瘍は若年者に多く、治療前に妊孕性保存や晩期毒性（二次発がんなど）について十分に説明を行う。

(森田侑香、金政佑典)

このレジメンで特に注意したい副作用　(Hinton S, et al. *Cancer* 2003 ; 97(8) : 1869-1875)

副作用・発現頻度	発現時期	ポイント
血液障害 **76%**	1〜3週 **晩期性あり**	●貧血、血小板減少に注意 p158
悪心・嘔吐 **8%**	投与〜1週 **晩期性あり**	●アプレピタントを推奨 p162
感染症 **6%**	1〜3週 **晩期性あり**	●ナディア p22 に注意 ●うがい、手洗いなどの感染予防策を実施
神経障害 **6%**	全期間 **蓄積**	●シスプラチンでは、手足のしびれなどの末梢神経障害と4,000〜8,000Hz付近の高音域の聴覚障害が生じる可能性あり p174

その他の副作用

● 肝障害　　　　　　　　　　　　● 呼吸障害
● 腎障害　　　　　　　　　　　　● 聴覚障害

ケア・患者指導のポイント

準備・投与前

① 投与量の確認
★ ブレオマイシン：総投与量が多いほど、肺毒性が生じやすい。一般に300mg以内が推奨されているが、本レジメンでは360mgまで投与可能とされている

② 悪心の予防
★ 前投薬の確実な実施

③ 副作用の確認（2サイクル目以降）
★ 前回投与後の副作用症状を確認
★ 血液データで骨髄機能を確認し、感染予防ケアを実施
★ 悪心、下痢などの粘膜障害に注意。体重減少が起きているようであれば、制吐薬などの見直し
★ 神経毒性を確認

投与中

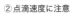

① 抗がん薬の血管外漏出に注意
★ 血管痛、穿刺部位の発赤／腫脹を観察

② 点滴速度に注意
★ シスプラチン：500 〜 1,000mLの生理食塩液で希釈し、4時間以上かけて点滴静注
★ エトポシド：急速静注により、一過性の血圧低下および不整脈の報告があるため、30分以上かけて点滴静注

③ シスプラチン注は遮光が必要

投与後

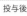

● 発熱に注意
★ ブレオマイシンでは投与後4〜5時間、あるいはさらに遅れて発現する場合あり
★ 骨髄抑制との鑑別に注意

（奥村俊一）

bevacizumab（Bev）単剤

ベバシズマブ　ベバ

応用例 XELOX＋Bev、FOLFIRI＋Bev、Bev＋PTX、Bev＋Atezo

代表的なレジメン：Bev単剤

薬剤名	用法用量		Day 1	〜
ベバシズマブ（Bev） （アバスチン®）催吐 最小	A法	1回5mg/kg（体重）または10mg/kg（体重）	●	投与間隔は2週間以上
		1回7.5mg/kg（体重）		投与間隔は3週間以上
	B法	1回15mg/kg（体重）	●	投与間隔は3週間以上
	C法　点滴静注	1回10mg/kg（体重）	●	投与間隔は2週間以上
	D法	1回10mg/kg（体重）	●	投与間隔は2週間ごと
		1回15mg/kg（体重）		投与間隔は3週間ごと
	E法	1回15mg/kg（体重）	●	投与間隔は3週間以上

[適応・特徴]

● **大腸がん**：（他の抗がん薬と併用）治癒切除不能な進行・再発の大腸がんに使用される（A法）

● **肺がん、卵巣がん、子宮頸がん**：（他の抗がん薬と併用）扁平上皮がんを除く切除不能な進行・再発の非小細胞肺がん、卵巣がん、進行または再発の子宮頸がんに使用される（B法）

● **乳がん**：（パクリタキセルとの併用）手術不能または再発乳がんに使用される（C法）

● **脳腫瘍**：悪性神経膠腫に使用される（D法）

● **肝がん**：（アテゾリズマブとの併用）切除不能な肝細胞がんに使用される（E法）

投薬管理のポイント

● **ルートの注意点**：ブドウ糖溶液を混合した場合、ベバシズマブの力価が減弱するおそれがあるため、ブドウ糖溶液と同じ点滴ルートを用いた同時投与は行わない

● **併用禁忌**：なし

● **併用注意**：抗凝固薬、ヘパリン、ワルファリンなど

● **レジメン併用経口薬**：降圧薬（必要時）

● **支持療法**：なし

ドクターの考え方

　ベバシズマブなどの血管新生阻害薬は、悪心や骨髄抑制などの急性期の副作用がないため、安全と誤解されることもあるが、血管の細胞（血管内皮細胞）に障害が起きることにより、さまざまな副作用が生じる。腎臓の血管障害から起こるタンパク尿は、血管のダメージの程度がわかるよい指標となり、治療ごとの測定が必須である。また、創傷の治癒遅延や出血リスクがあるため、術後一定期間は投与不可となる。ほかにも高血圧など多様な副作用を呈するため、丁寧な管理が要求されるレジメンである。

（田村太一、下山　達）

このレジメンで特に注意したい副作用 （中外製薬株式会社：アバスチン®添付文書・適正使用ガイド）

副作用・発現頻度	発現時期	ポイント
出血 **19.3%**	全期間	・消化管出血（吐血、下血）（2.0%）、肺出血（血痰・喀血）（1.2%）、脳出血（0.1%）などのほか、鼻出血（15.1%）、歯肉出血（1.4%）、腟出血（0.1%未満）などの粘膜出血が現れる場合あり
高血圧 **18.2%**	全期間	・投与期間中は血圧を定期的に測定し、適切な処置を実施
尿タンパク陽性 **10.5%**	全期間	・投与期間中は尿タンパクを定期的に検査
創傷治癒遅延 **0.4～0.5%**	全期間	・投与終了後に手術を行う場合は、本剤の投与終了からその後の手術まで十分な期間が必要

その他の副作用

- 疲労・倦怠感
- 神経毒性（末梢性感覚ニューロパシー、末梢性運動ニューロパシー、感覚神経障害など）
- 食欲減退、悪心、口腔粘膜炎 p164
- 脱毛 p170
- ショック、アナフィラキシー p178
- 消化管穿孔
- 瘻孔
- 血栓塞栓症 p182
- 可逆性後白質脳症症候群*
- ネフローゼ症候群

＊後頭葉白質を中心に一過性の脳浮腫をきたした症候群。頭痛、意識障害、精神症状、けいれん、視力障害を呈する

ケア・患者指導のポイント

準備・投与前

① 調製時、生理食塩液以外は使用しない
★ ベバシズマブの力価の減弱が生じるため、ブドウ糖溶液は使用しない

② 副作用の確認（2サイクル目以降）
★ 前回投与後の副作用症状（骨髄抑制など）を確認
★ 血圧、尿タンパクなどの必要な検査結果を確認

③ 点滴速度を確認
★ インフュージョンリアクションの予防のため、投与回数により点滴時間（速度）が異なる

投与中

● 配合変化に注意
★ ベバシズマブの力価の減弱が生じるおそれがあるため、ブドウ糖溶液との混合を避け、ブドウ糖溶液と同じ点滴ルートを用いた同時投与は不可

投与後

● 副作用モニタリングを説明
★ 出血、消化管穿孔、血栓塞栓症の自覚症状を説明。症状がある場合は、すみやかに医療者に連絡するよう説明
★ 投与期間中は継続して、自宅でも定期的に血圧を測定するよう説明

CHECK

・自宅での血圧の推移を確認するため、血圧手帳を利用した管理なども提案する。

（清 美奈）

代表的なレジメン：BR

薬剤名	用法用量	Day 1	2	～	28
ベンダムスチン （トレアキシン®）催吐中 EV高	90mg/m² 点滴静注（1時間）	●	●		
リツキシマブ（RTX） （リツキサン®）催吐最小 EV低	375mg/m² 点滴静注	●			

[適応・特徴]

● 悪性リンパ腫：CD20陽性低悪性度B細胞リンパ腫、マントル細胞リンパ腫、びまん性大細胞型リンパ腫、慢性リンパ性白血病などに使用される
● サイクル：1コース4週間、Total最大6サイクル

投薬管理のポイント

● 用法用量：下表を参照

①抗CD20抗体併用、単独投与、適応により投与量が異なるため注意する
②ベンダムスチンは1時間かけて投与する

● 併用禁忌：なし
● 併用注意：他の抗がん薬
● レジメン併用経口薬：なし
● 支持療法：下表を参照

感染症の予防	アシクロビル・ST合剤は皮疹が発現する可能性があり、ベンダムスチンによる皮疹と区別が難しいため、1サイクル目はあえてST合剤を休薬する施設もある
催吐性リスク（中）	5-HT₃受容体拮抗薬、デキサメタゾン

CHECK

・ベンダムスチンは調製後の投与終了までの時間が製品によって異なる。
・トレアキシン®点滴静注用：調製後、3時間以内に投与を終了。
・トレアキシン®点滴静注液（2021年1月発売開始）：調製後、室温保存では6時間以内、2～8℃保存の場合は24時間以内に投与を終了。
・調製時は患者の体表面積から換算した投与量に対応する必要量を抜き取り、生理食塩液で希釈し、最終投与液を250mLに調製する。

ドクターの考え方

　低悪性度リンパ腫においては、R-CHOP p58 に変わって第一選択に使われるようになった。発熱性好中球減少症（FN）が少なく、減量やG-CSF製剤によるサポートが不要なことが多く、高齢者でも投与しやすい。一方、血管痛や皮疹などの独特な副作用がある。特にリンパ球の長期減少に関しては、帯状疱疹の予防として、抗ウイルス薬の予防内服が治療終了後も必要である。
　CD20抗体の維持療法を行う場合は、BGが選択される。

(森田侑香、八木　悠)

このレジメンで特に注意したい副作用 (Rummel MJ, et al. *Lanset* 2013；381：1203-1210 Robinson KS, et al. *J Clin Oncol* 2008；26（27）：4473-4479.)

副作用・発現頻度	発現時期	ポイント
骨髄抑制 **50～90%**	投与 1～2週	● リンパ球減少や好中球減少に伴う重症感染に注意 ● アシクロビルおよびST合剤の予防投与を検討し、必要に応じてG-CSF製剤を投与 ● 手洗い、うがい、マスクの着用など感染予防とともに、発熱時の対応についてあらかじめ指導 p158
悪心・嘔吐 **30～50%**	投与～1週	● 中等度催吐性リスク ● 5-HT$_3$受容体拮抗薬＋デキサメタゾンを予防投与 ● 必要に応じて、選択的NK$_1$受容体拮抗薬（アプレピタントまたはホスアプレピタント）を併用 p162
皮膚障害 **20%**	全期間	● 発疹、中毒疹、水泡性皮疹、発熱など、発現時期がさまざまであり、治療中は常に留意 ● 発現時は、抗アレルギー薬、ステロイド外用剤、ステロイド全身投与などを、重篤度により使い分け p172
インフュージョンリアクション **10～20%**	投与～ 24時間以内	● 初回投与中の発現が多い ● リツキシマブ投与30分前に、抗ヒスタミン薬、解熱鎮痛薬などを予防投与 ● 必要に応じてステロイドの前投与を考慮 p178

その他の副作用

● 感染症

● 血管痛

ケア・患者指導のポイント

準備・投与前

① 前投薬の確実な実施
★ リツキシマブ投与30分前に抗ヒスタミン薬、解熱鎮痛薬を予防投与

② 副作用の確認（2サイクル目以降）
★ 前回投与後の副作用症状（骨髄抑制、インフュージョンリアクションなど）を確認

投与中

① インフュージョンリアクションの観察

② 抗がん薬の血管外漏出に注意
★ ベンダムスチンは壊死起因性抗がん薬のため、血管痛、穿刺部位の発赤／腫脹を確認

投与後

● 副作用の確認
★ 骨髄抑制、皮疹の発現に注意

（殿村直也）

brentuximab vedotin単剤

ブレンツキシマブ ベドチン

応用例 A＋AVD、A＋CHP

代表的なレジメン：ブレンツキシマブ ベドチン単剤 同時に参照：A＋AVD p12 、A＋CHP p20

薬剤名	用法用量	Day 1	～	21
ブレンツキシマブ ベドチン （アドセトリス®）催吐 軽 EV 中	1.8mg/kg 点滴静注	●		

[適応・特徴]

● 悪性リンパ腫：再発または難治性のCD30陽性のホジキンリンパ腫（HL）および末梢性T細胞リンパ腫（PTCL）に使用される

● サイクル：1コース3週間、Total 1最大12サイクル

投薬管理のポイント

● ルートの注意点：なし

● 併用禁忌：ブレオマイシン（肺毒性が発現するおそれがある）

● 併用注意：CYP3A4阻害薬（ケトコナゾールなど）

● レジメン併用経口薬：なし

● 支持療法：催吐性リスク（軽度）に対するデキサメタゾン

ドクターの考え方

　CD30陽性のホジキンリンパ腫や末梢性T細胞リンパ腫に有効性が示されている。副作用の種類としては、抗体薬に特徴的なインフュージョンリアクションと、微小管阻害薬に特徴的な末梢神経障害の両方をきたしうるため、注意が必要である。

　当初は単剤だけで使用されていたが、ABVD p16 、CHOP p58 といった従来のレジメンに併用して使われるようになった（A＋AVD、A＋CHP）。抗体であっても、実質は微小管阻害薬であるため、神経障害の副作用ケアに気を付けなければならない。

　ちなみに、抗がん薬が最初に使われたのは悪性リンパ腫である。その理由として、リンパ組織は分裂が活発な組織であるため、抗がん薬が効きやすかったことが挙げられる。その後も、抗体治療薬（リツキシマブ）や、抗体と抗がん薬／放射性同位元素を結合させた抗体–薬物複合体、免疫細胞療法（CAR-T細胞療法）など、悪性リンパ腫は新しい治療が最初に開発されてきた歴史がある疾患である。

（森田侑香、八木　悠、下山　達）

このレジメンで特に注意したい副作用

(Younes A, et al. *J Clin Oncol* 2012；30(18)：2183-2189.
Pro B, et al. *J Clin Oncol* 2012；30(18)：2190-2196.)

副作用・発現頻度	発現時期	ポイント
末梢神経障害 40～50%	全期間 蓄積	・末梢神経障害を合併している患者には慎重に投与 ・しびれ、筋力低下などの症状について患者の状態を十分に観察 p174
悪心・嘔吐 35%	投与～ 1週	・個人差があり、症状に合わせて制吐薬を使用 p162
骨髄抑制 35%	1～3 サイクル目	・定期的な血液検査を実施 ・好中球減少症では1週間以上持続する重度の場合がある ・1,000/mm³ 未満の好中球減少症が発現した場合は、休薬などの適切な処置を検討し、G-CSF製剤の投与を考慮 p158
インフュージョン リアクション 11%	投与2日 以内	・2回目以降の投与時に初めて発現することもあり p178

その他の副作用

- 下痢 p166
- 関節痛・筋肉痛
- 感染症
- 腫瘍崩壊症候群 p28

ケア・患者指導のポイント

準備・投与前

①血液データを把握
★ CD30抗原が陽性であることを確認
★ 好中球減少症の有無

②投与量の換算
★ ブレンツキシマブ ベドチンは体重100kgを超える場合は100kgとして計算

③副作用の確認（2サイクル目以降）
★ 前回投与後の副作用症状（骨髄抑制、末梢神経障害など）を確認

投与中

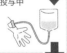

●投与方法の管理
★ ブレンツキシマブ ベドチンは30分以上かけて投与（臨床試験で30分以上かけて投与していたため）
★ 投与前後はルートを生理食塩液または5％ブドウ糖溶液でフラッシュ

投与後

●末梢神経障害の増悪・発現に注意

🍼 CHECK

・Grade2以上の末梢神経障害 p188 が現れた場合には、休薬、減量などの適切な処置が必要となる。

(殿村直也)

capecitabine (Cape) 単剤

カ ペ シ タ ビ ン カ ペ

応用例 Cape＋lapatinib、Cape＋RT

代表的なレジメン：Cape単剤

同時に参照：CapeIRI p38、CapeOX p40

薬剤名	用法用量		1コース	Day 1	～	5	～	7	～	14	～	21	～	28
カペシタビン (Cape) (ゼローダ®) 催吐 軽	体表面積で調整 1日2回内服 (朝食後・夕食 後30分以内に)	A法	4週	●●				投与				●● 休薬		
		B法	3週	●●						●●				
		C法	3週	●●						●●				
		D法	1週	●●		●●								
		E法	3週	●●						●●				

＊B～E法では、患者の状態により適宜減量

[適応・特徴]

● **手術不能または再発乳がん**：A法またはB法を使用、ラパチニブと併用する場合：C法
● **大腸がんにおける補助化学療法**：B法、オキサリプラチンと併用する場合：C法
● **治癒切除不能な進行・再発の大腸がん**：他の抗がん薬との併用でC法またはE法
● **直腸がんにおける補助化学療法**：放射線照射と併用する場合にはD法
● **胃がん**：白金製剤との併用でC法

投薬管理のポイント

● **併用禁忌**：S-1
● **併用注意**：ワルファリン、フェニトイン、トリフルリジン・チピラシル
● **レジメン併用経口薬**：制吐薬
● **支持療法**：下表を参照

手足症候群	保湿剤、ステロイド外用剤
口腔粘膜障害	含嗽液

● **よくあるトラブル対応**：下表を参照

飲み忘れ時	・飲み忘れた分は飛ばして（スキップ）、次の服用分から定められた錠数を飲む ・決して2回分まとめて飲むことはしない
間違って飲んだ時 多く飲みすぎた時	・ただちに医師に連絡する

ドクターの考え方

　フッ化ピリミジン系薬剤の持続投与の手段として、内服製剤は簡易で患者のQOLも向上する。一方で、自宅で内服を継続するため服薬アドヒアランスが重要であり、飲み忘れなどのリスクがある。手間はかかるものの、確実な投与をめざす場合は点滴製剤を選ぶ場合もある。フッ化ピリミジン系薬剤の経口薬は、日本ではS-1とカペシタビンの2つがよく使われており、使用方法、場面は類似していることが多い。

　カペシタビンは手足症候群に代表される皮膚障害が比較的強く出ることがあり、セルフケア指導を十分に行うことが大切となる。特に内服単剤の場合だと、医師の診察だけで看護師・薬剤師は介入しづらく、適切なケアが行われるように注意が必要である。　　　　　（田村太一、下山　達）

このレジメンで特に注意したい副作用

（ゼローダ®添付文書, 岡元るみ子他, 編：改訂版がん
化学療法副作用対策ハンドブック, 2015：268-269）

副作用・発現頻度	発現時期	ポイント
手足症候群 **59%**	2～3サイクル目	• 手掌および足底に湿性落屑、皮膚潰瘍、水疱、疼痛、知覚不全、有痛性紅斑、腫脹などが発現 p172
骨髄抑制 **20～30%**	投与8日～	• 汎血球減少、顆粒球減少などの骨髄抑制、易感染性、敗血症などが発現 • 感染症・出血傾向の発現または悪化に十分注意 p158
口腔粘膜炎 **23%**	投与2週～	• 口腔粘膜炎（粘膜炎、粘膜潰瘍、口腔内潰瘍など）が発現する場合あり • 有痛性の紅斑、口内潰瘍、舌潰瘍などが認められた場合には、投与を中止し適切に処置 p164
間質性肺疾患 **発現報告あり**	全期間	• 初期症状は、咳嗽・息切れ・呼吸困難・発熱など • 異常が認められた場合には投与を中止し、胸部X線などの検査を行い、副腎皮質ホルモンを投与するなど適切に処置 • 定期的に検査を行うなど十分観察

その他の副作用

- 悪心、食欲不振 p162
- 血中ビリルビン増加、AST増加、LDH増加、ALT増加、ALP増加
- 色素沈着
- 倦怠感
- 体重減少

ケア・患者指導のポイント

内服前

●副作用、内服状況の確認（2サイクル目以降）
★ 前回投与後の副作用症状（骨髄抑制、粘膜障害、手足症候群など）を確認
★ 血液データで骨髄機能を確認
★ 保湿剤の塗布状況を確認
★ 飲み忘れの有無を把握

内服期間中

●副作用の予防ケア、症状モニタリングの実施
★ 手足症候群の予防として、保湿剤による皮膚ケアが重要
★ 間質性肺疾患の初期症状のモニタリングが重要

CHECK

・保湿剤などを用いた手足症候群の予防ができているか確認する。
・手足に痛みを伴う手足症候群（Grade 2以上 p188 ）が発現した場合は休薬し、ステロイド外用剤による治療を行う。

（清 美奈）

CapelRI 〈XeLIRI〉

カ ペ イ リ　　ゼ リ リ

応用例 CapriRI＋Bev、SIRB、SIR

代表的なレジメン：CapelRI

薬剤名	用法用量	Day 1	2	3	～	14	15	～	21
イリノテカン（CPT-11） （トポテシン®、カンプト®） 催吐中 EV中	200mg/m² （150mg/m²）* 点滴静注	●							
カペシタビン（Cape） （ゼローダ®）催吐軽	体表面積で調整 1日2回内服	○	○	○	投与	○	○		

＊イリノテカンの用量について：AXEPT試験では、UGT1A1野生型（*1*1）もしくはシングルヘテロ型（*1*6または*1*28）の患者のみイリノテカン200mg/m²で投与され、UGT1A1遺伝子多型がホモ型（*6*6または*28*28）もしくはダブルヘテロ型（*6*28）の患者は、150mg/m²に設定されていた。なお、国内第Ⅰ/Ⅱ相試験（BIX試験）ではUGT1A1ホモ型（*6*6または*28*28）、およびダブルヘテロ型（*6*28）の患者は対象としていない

［ 適応・特徴 ］

● **大腸がん**：オキサリプラチンを含むレジメンに不応・不耐となった場合、二次治療において使用される

● **サイクル**：1コース3週間、病勢増悪まで継続

投薬管理のポイント

● **併用禁忌**：S-1、アタザナビル

● **併用注意**：右表を参照

● **レジメン併用経口薬**：カペシタビン14日間の内服（day1夕～day15朝）

＊体表面積に応じて投与量決定

・ワルファリン	・CYP3A4誘導薬
・フェニトイン	・ソラフェニブ
・トリフルリジン・チピラシル	・ラパチニブ
・CYP3A4阻害薬	・レゴラフェニブ

体表面積	投与量	体表面積	投与量
1.36m²未満	2,400mg/m²/day/分2	1.66～1.96m²未満	3,600mg/m²/day/分2
1.36～1.66m²未満	3,000mg/m²/day/分2	1.96m²以上	4,200mg/m²/day/分2

● **支持療法**：右表を参照

● **合併症対策**：腹膜播種による腸管蠕動不良による便秘の場合、緩下剤（酸化マグネシウム、センノシド）を投与

催吐性リスク（中）	5-HT₃受容体拮抗薬、デキサメタゾン
下痢	ロペラミド
手足症候群	ステロイド外用剤、保湿剤

● **よくあるトラブル対応**：カペシタビンの内服を忘れたときは医師と相談する

▼イリノテカンによる下痢

タイプ	発現時期	特徴	対症療法
早発型	投与中～ 投与直後	コリン様症状で、多くは一過性	抗コリン薬のアトロピンやブチルスコポラミンが用いられる
遅発型	投与後24 時間以降	イリノテカンの代謝物であるSN-38による腸管粘膜障害に基づくもの	ロペラミドなどの止瀉薬が用いられる

🧴CHECK

・イリノテカンの活性代謝物SN-38の代謝に関与する酵素UGT1A1には、遺伝子多型が知られている。遺伝子多型解析により、特に「ホモ変異」の場合、骨髄抑制や下痢などの副作用が強く生じる可能性が高い。

このレジメンで特に注意したい副作用 (Schmiegel W, et al. *Ann Oncol* 2013：24(6)：1580-1587)

副作用・発現頻度	発現時期	ポイント
下痢 16%	投与〜1週	● イリノテカンによる場合：早発型と遅発型の2パターンあり p38 ● カペシタビンによる場合：ロペラミドを投与しても48時間以内に改善しなければ、減量も検討 p166
好中球減少 10%	投与1〜2週 晩期性あり	● 手洗い・うがいなどの感染症対策を実施
手足症候群 8%	2〜3 サイクル目 蓄積	● 治療法はないため、予防とカペシタビンの中止または減量で対応
悪心 3%	投与〜1週 晩期性あり	● 5-HT₃受容体拮抗薬、デキサメタゾン推奨 p162

その他の副作用

● 骨髄抑制（赤血球、血小板） p158
● 感染症（発熱性好中球減少症〈FN〉） p160
● 神経障害（運動障害、知覚異常） p174
● 嘔吐

ケア・患者指導のポイント

準備・投与前

① 副作用、内服状況の確認（2サイクル目以降）
★ 前回投与後の副作用症状、神経毒性を確認
★ 血液データで骨髄機能を確認し、感染予防ケアを実施
★ 悪心、下痢などの粘膜障害に注意。体重減少が起きていれば、制吐薬などの見直し
② 悪心の予防
★ 前投薬の確実な実施

投与中

● 抗がん薬の血管外漏出に注意
★ 血管痛、穿刺部位の発赤／腫脹を観察

投与後

● 蓄積・晩期毒性に注意
★ 粘膜：下痢、腹痛
★ 神経：知覚障害、神経痛
★ 皮膚：手足症候群
★ 脱毛：投与後、2〜3週間で発現。薬剤投与を中止すると徐々に回復する

ドクターの考え方

　薬剤の組み合わせはFOLFIRI p78 と同じフッ化ピリミジン系薬剤とイリノテカンだが、携帯用ディスポーザブル注入ポンプ（インフューザーポンプ）が必要なく、また治療間も3週1サイクルなので、投与経路や治療スケジュールの面で患者の負担軽減を図る場合に本レジメンを選択する。カペシタビンの代わりにS-1が用いられることもあるが、大腸がんの場合、一次治療としてCapeOX p40 を選択した場合、カペシタビンの内服には患者も慣れているだろうと考え、カペシタビンを継続する目的で二次治療として本レジメンを選択する場合も多い。この場合、オキサリプラチンなどの前治療の毒性が残った状態で開始することが多いため、副作用が強く出るときがあり、注意が必要である。　　　　　　　　　　　　　　　　　　　　　　（田村太一、下山 達）

CapeOX 〈XeLOX〉

カペオックス　ゼロックス

応用例 CapeOX＋Bev、SOX、SOX＋Bev、CapeOX＋Tmab

代表的なレジメン：CapeOX　　　　　　　　　　　　　同時に参照：SOX p140

薬剤名	用法用量	Day 1	2	3	～	14	15	～	21
オキサリプラチン（L-OHP） （エルプラット®）催吐中 EV中	130mg/m² 点滴静注	●							
カペシタビン（Cape） （ゼローダ®）催吐軽	体表面積で調整 1日2回内服	●	●	●	投与	●	●		

[適応・特徴]

● **大腸がん**：切除不能進行・再発大腸がんの一次治療、または術後化学療法として推奨される。ベバシズマブが併用されることが多い

● **胃がん**：切除不能進行・再発胃がんの一次治療、または術後化学療法として推奨される。HER2陽性進行胃がんの場合、トラスツズマブが上乗せされる

● **サイクル**：1コース3週間、病勢増悪まで継続

投薬管理のポイント

● **ルートの注意点**：非ポリカーボネート製器材を使用する

● **併用禁忌**：S-1

● **併用注意**：ワルファリン、フェニトイン、トリフルリジン・チピラシル

● **レジメン併用経口薬**：カペシタビン14日間の内服（day1夕～day15朝）
　＊体表面積に応じて投与量決定（下表を参照）

体表面積	投与量	体表面積	投与量
1.36m²未満	2,400mg/m²/day/分2	1.66～1.96m²未満	3,600mg/m²/day/分2
1.36～1.66m²未満	3,000mg/m²/day/分2	1.96m²以上	4,200mg/m²/day/分2

● **支持療法**：下表を参照

催吐性リスク（中）	5-HT₃受容体拮抗薬、デキサメタゾン
下痢	ロペラミド
手足症候群	ステロイド外用剤、保湿剤

● **合併症対策**：腹膜播種による腸管蠕動不良で生じる便秘に対して緩下剤（酸化マグネシウム、センノシド）

● **よくあるトラブル対応**：カペシタビンの内服を忘れたときは医師に相談する

ドクターの考え方

　抗がん薬の組み合わせはFOLFOX p82 と同じフッ化ピリミジン系薬剤とオキサリプラチンだが、インフューザーポンプが必要なく、また治療間隔も3週1サイクルであり、投与経路や治療スケジュールの面で患者の負担軽減を図る場合は本レジメンを選択する。カペシタビンのかわりにS-1が用いられることもある。1年以上継続して治療効果を認めることも多いレジメンだが、オキサリプラチンの神経毒性で治療中止になってしまうことがある。これを避けるため、しびれなどの神経毒性はていねいにモニタリングして、重篤化する前にオキサリプラチンを休薬することが、この治療を継続させるためのコツとなる。

（田村太一、下山　達）

このレジメンで特に注意したい副作用 (Cassidy J, et al. *J Clin Oncol* 2008：26(12)：2006-2012)

副作用・発現頻度	発現時期	ポイント
悪心 34%	投与～1週 **晩期性あり**	●5-HT₃受容体拮抗薬、デキサメタゾン推奨 **p162**
下痢 26%	投与1～2週 **蓄積**	●ロペラミドを投与しても48時間以内に下痢が改善しなければ、治療減量も検討 **p166**
手足症候群 16%	2～3 サイクル目 **蓄積**	●治療法はないため、予防とカペシタビンの中止または減量で対応
末梢神経障害 11%	全期間 **蓄積**	●オキサリプラチン投与後5日間程度は冷気に当たらないよう注意 **p174** ●カペシタビンの手足症候群との混同に注意

その他の副作用

● 骨髄抑制（赤血球、血小板）**p158** 　● 血小板減少
● 感染症（FN）**p160** 　● 性機能障害：妊孕性障害
● 神経毒性（運動障害、知覚異常） 　● 心筋障害（心不全）**p182**
● 皮膚粘膜障害

ケア・患者指導のポイント

準備・投与前

① 悪心の予防
★ 前投薬の確実な実施

② 副作用、内服状況の確認（2サイクル目以降）
★ 前回投与後の副作用症状を確認
★ 血液データで骨髄機能を確認し、感染予防ケアを実施
★ 悪心、下痢などの粘膜障害に注意。体重減少が起きているようであれば、制吐薬などを見直す
★ 神経毒性を確認し、末梢のしびれが進行していれば、オキサリプラチンの中止または減量が必要

投与中

① 抗がん薬の血管外漏出に注意
★ 血管痛、穿刺部位の発赤／腫脹を確認
② オキサリプラチンの過敏反応に注意

投与後

● 蓄積・晩期毒性に注意
★ 粘膜：下痢、腹痛
★ 神経：知覚障害、神経痛
★ 皮膚：手足症候群

CHECK

・治療を中断させないため、皮膚、粘膜障害に対するセルフケアを行えるようにする。
・神経毒性予防のため、治療後5日程度は冷気に当たらないよう促す。

（奥村俊一）

CBDCA＋nabPTX

シービーディーシーエー　ナブ　パクリタキセル

応用例 CBDCA＋nabPTX＋Pembro、CBDCA＋nabPTX＋Atezo

代表的なレジメン：CBDCA＋nabPTX

薬剤名	用法用量	Day 1	～	8	～	15	～	21
カルボプラチン（CBDCA） （パラプラチン®）催吐中 EV中	AUC6 点滴静注	●						
パクリタキセル アルブミン懸濁型 （nabPTX）（アブラキサン®）催吐経 EV高	100mg/m² 点滴静注	●		●		●		

[適応・特徴]

● 肺がん：再発または切除不能な非小細胞肺がんに使用される
● サイクル：1コース3週間、Total 6サイクル以内

投薬管理のポイント

● ルートの注意点：パクリタキセル アルブミン懸濁型（nab-パクリタキセル）投与時はフィルターは使用しない
● 併用禁忌：なし
● 併用注意：下表を参照

・CYP2C8やCYP3A4阻害薬（アゾール系真菌薬、マクロライド系抗菌薬など）
・腎毒性や聴器毒性（難聴、平衡障害、耳鳴など）を有する薬剤（アミノグリコシド系抗菌薬など）

● レジメン併用経口薬：なし
● 支持療法：下記を参照

催吐性リスク（中）	・必要に応じて、選択的NK₁受容体拮抗薬（アプレピタントまたはホスアプレピタント） ・5-HT₃受容体拮抗薬（グラニセトロンまたはパロノセトロン） ・デキサメタゾン

ドクターの考え方

　進行期扁平上皮肺がんにおいて、パフォーマンスステータス（PS）がよい（0-1）患者に対する一次治療としてペムブロリズマブと併用して最も汎用される標準治療のレジメンである。一方、非小細胞非扁平上皮肺がんにアテゾリズマブと本レジメンの併用が認められているが、実臨床では白金製剤＋PEM＋Pembroが使用される機会が多いため、使われる頻度は少ない。（大東　杏、細見幸生）

このレジメンで特に注意したい副作用 (Socinski MA, et al. *J Clin Oncol* 2012 ; 30(17) : 2055-2062)

副作用・発現頻度	発現時期	ポイント
好中球減少 **59.1%**	全期間	・発熱性好中球減少症（FN） p160 の頻度は1％程度であるが、感染予防を徹底
末梢神経障害 **45.5%**	全期間 **蓄積**	・蓄積毒性あり ・生活に支障が出るようであれば、nab-パクリタキセルの休薬や減量を検討
悪心 **25.7%**	投与〜1週	・カルボプラチン投与時にはアプレピタントの併用も考慮することが可能
黄斑浮腫 **発現報告あり**	全期間	・視力低下などの眼の異常に注意

その他の副作用

- 脱毛 p170
- 血小板減少
- 貧血
- 疲労
- 関節痛
- 下痢 p166
- 食欲不振 p176
- 皮疹 p172
- 電解質異常
- アレルギー反応 p178

ケア・患者指導のポイント

準備・投与前	

① 悪心の予防
★ 前投薬の確実な実施
★ レジメンに含まれる制吐薬を投与。また、前治療や前のサイクルでの悪心症状を確認し、必要に応じて制吐薬を強化
② 副作用の確認（2サイクル目以降）
★ 前回投与後の副作用症状を確認
★ 血液データで肝腎機能、骨髄抑制を確認
★ 神経毒性を確認し、末梢のしびれが進行していれば、nab-パクリタキセルの休薬や減量を考慮

投与中

① カルボプラチンの遅発性アレルギーに注意
② 抗がん薬の血管外漏出に注意
★ カルボプラチンは炎症性抗がん薬、nab-パクリタキセルは壊死起因性抗がん薬のため、血管痛、穿刺部位の発赤／腫脹を確認

投与後

● 副作用に注意
★ 消化器：悪心、食欲不振、下痢
★ 神経：末梢神経障害
★ その他：脱毛

☐ CHECK

・nab-パクリタキセルは、ヒト血清アルブミンを用いた特定生物由来製品であり、未知の感染性因子が存在する可能性や感染性因子の不活化処理に限界があることを説明する必要がある。

（松尾拓馬）

CBDCA＋VP-16
シービーディーシーエー ブイピー

応用例 CBDCA＋VP-16＋Atezo、CBDCA＋VP-16＋
durvalumab、CDDP＋VP-16＋durvalumab

代表的なレジメン：CBDCA＋VP-16

薬剤名	用法用量	Day 1	2	3	～	21
カルボプラチン（CBDCA） （パラプラチン®）催吐中 EV中	AUC5 点滴静注	●				
エトポシド（VP-16） （ベプシド®）催吐軽 EV中	80mg/m² 点滴静注	●	●	●		

[適応・特徴]

● 肺がん：限局型／進展型小細胞肺がんに対して使用される
● サイクル：1コース3週間、Total 4サイクル以内

投薬管理のポイント

● ルートの注意点：フタル酸ジ-2-エチルヘキシル（DEHP）を含むポリ塩化ビニル製点滴セット、ポリウレタン製カテーテルやセルロース系フィルター、アクリルまたはABS樹脂製のプラスチック器具、ポリカーボネート製の三方活栓や延長チューブなどの使用は避ける。また、結晶が析出することがあるため、調製後はできるだけすみやかに使用
● 併用禁忌：なし
● 併用注意：腎毒性や聴器毒性を有する薬剤（アミノグリコシド系抗菌薬など）
● レジメン併用経口薬：なし
● 支持療法：下表を参照

催吐性リスク（中）	・必要に応じて、選択的NK₁受容体拮抗薬（アプレピタントまたはホスアプレピタント） ・5-HT₃受容体拮抗薬（グラニセトロンまたはパロノセトロン） ・デキサメタゾン

ドクターの考え方

　小細胞肺がんにおいて、限局型であれば放射線照射と併用、進展型であれば免疫チェックポイント阻害薬と併用して使用されているレジメンである。
　日本では、PSが0～2の70歳以下の症例にはCDDP＋VP-16の使用が推奨されているが、本レジメンも有効性はほぼ同等という解析結果もある。シスプラチンを使用しにくい、腎障害や心不全などの合併がある症例に対しては本レジメンが使用されることが多い。
　エトポシドは血管痛を生じることも多く、血管痛が生じた際には投与速度の調整や温罨法などで対処する。
（大東　杏、細見幸生）

このレジメンで特に注意したい副作用 （Okamoto H, et al. *Br J Canccer* 2007；97(2)：165）

副作用・発現頻度	発現時期	ポイント
好中球減少 **95％**	全期間	・発熱性好中球減少症（FN） p160 の頻度は6％程度であるが、感染予防を徹底する
悪心 **60％**	投与〜1週	・アプレピタントの併用も考慮することが可能 p162
下痢 **16％**	全期間	・感染の有無に注意しつつ、対症療法を実施 p166
口腔粘膜炎 **16％**	全期間	・口腔内を清潔に保持 ・歯みがきやうがいなど口腔ケアを励行 p164

その他の副作用

● 血小板減少
● 貧血
● AST 上昇
● ALT 上昇
● ビリルビン上昇

● 食欲不振 p176
● 倦怠感
● 脱毛 p170
● 電解質異常
● アレルギー反応 p178

ケア・患者指導のポイント

準備・投与前

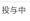

① 悪心の予防
★ 前投薬の確実な実施
★ レジメンに含まれる制吐薬を投与。また、前治療や前のサイクルでの悪心症状を確認し、必要に応じて制吐薬を強化
② 副作用の確認（2サイクル目以降）
★ 前回投与後の副作用症状を確認
★ 血液データで肝腎機能、骨髄抑制、電解質を確認

投与中

① カルボプラチンの遅発性アレルギーに注意
② 抗がん薬の血管外漏出に注意
★ カルボプラチン、エトポシドは炎症性抗がん薬のため、血管痛、穿刺部位の発赤／腫脹を確認

投与後

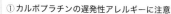

● 副作用に注意
★ 消化器：悪心、食欲不振、下痢、口腔粘膜炎
★ その他：脱毛、肝障害

 CHECK

・エトポシドにはアルコールが含まれる。アルコールに対してアレルギーがある場合や強いアルコール不耐症の場合には、他のレジメンへの変更や前投与の強化などを検討する。また、外来で投与する場合には、飲酒運転などにならないように注意が必要である。

（松尾拓馬）

CDDP〈cisplatin〉単剤〈CRT〉

シーディーディーピー シスプラチン

代表的なレジメン：CDDP単剤〈CRT〉

薬剤名	用法用量	Day 1	～	8	～	15	～	22	～	29	～	35
シスプラチン（CDDP） （ランダ®）催吐 高 EV 中	点滴静注 （適応により異なる、下記参照）	●		●		●		●		●		

[適応・特徴]

● **頭頸部がん**：術後再発高リスク例の術後補助療法、およびStage Ⅲ～Ⅳの局所進行例の初期治療に使用される

● **子宮頸がん**：Stage Ⅰ B～Ⅱの術後再発中～高リスク例の術後補助療法および、Stage Ⅲ～ⅣAの初期治療に使用される

● **サイクル**：下記の用法用量を参照

投薬管理のポイント

● **用法用量**：下表を参照

頭頸部がん	・100mg/m²、1コース3週間を3サイクル ・＋放射線照射：根治治療は70Gy（1回2Gy、35回） 　　　　　　　　　術後治療は60～66Gy（1回2Gy、30～33回）
子宮頸がん	・40mg/m²（2時間）、1コース5週間のみ ・＋放射線照射：全骨盤照射45～50.4Gy（1.8～2.0Gy/回） 　　　　　　　　　腔内照射（高線量率）12～24Gy（2～4回に分割）

● **ルートの注意点**：シスプラチンは光により分解されるため遮光する

● **併用禁忌**：なし

● **併用注意**：下表を参照

・他の抗がん薬	・アミノグリコシド系抗菌薬	・フロセミド
・放射線照射（頭蓋内を含む）	・バンコマイシン注射用	・ピレタニド
・パクリタキセル	・アムホテリシンB	・フェニトイン

● **支持療法**：下表を参照

催吐性リスク（高）	・アプレピタント、5-HT₃受容体拮抗薬、デキサメタゾン ・上記のほか、必要に応じ頓用の制吐薬投与
補液	・水分摂取できない場合は、補液投与
利尿薬	・尿量確保、体重測定を行い必要に応じ投与

ドクターの考え方

　頭頸部がんに対するシスプラチン100mg/m²＋放射線照射は、根治をめざした治療である。放射線照射は休止なく完遂することが重要である。全身状態に応じて80mg/m²に減量、もしくはWeekly療法（40mg/m²を1週ごとに6～7サイクル）が選択されることもある。シスプラチンは総投与量200mg/m²を確保できるよう適切な支持療法が重要である。また、シスプラチンを用いるどのがん薬物療法においても、腎機能への影響を考慮して非ステロイド抗炎症薬（NSAIDs）などの腎障害をきたしうる薬剤は原則使用しない。子宮頸がんに対して、欧米ではStage Ⅰ B～ⅣAまで広く化学放射線療法が行われるのに対し、日本ではStage Ⅱ Bまでは手術を基本としている。術式や放射線照射方法も異なることが多い。術後再発中リスク群に関しては、リスク因子の数、程度によって放射線照射あるいは化学放射線療法が個々に検討される。　　　　（森田侑香、金政佑典）

このレジメンで特に注意したい副作用 <small>(Rose PG, et al. *N Engl J Med* 1999；340：1144-1153)</small>

副作用・発現頻度	発現時期	ポイント
悪心・嘔吐 **40%**	投与〜数日	・高度催吐性リスク ・定時の制吐薬だけでなく、頓用の制吐薬も併用 p162
骨髄抑制 **40%**	投与10日〜	・白血球や好中球の減少により易感染性となり発熱 ・うがい、手洗い、マスク着用など感染予防が必要 p158
腎障害 **10〜20%**	投与1日〜	・発現予防のため、水分摂取（目安：1日1.5〜2L程度）を励行 ・必要に応じて、補液・利尿薬を投与

その他の副作用

- 下痢 p166
- 末梢神経障害 p174
- 聴覚障害
- 脱毛 p170
- 倦怠感
- 電解質異常
- 皮膚障害（皮膚炎） p172

ケア・患者指導のポイント

準備・投与前

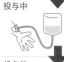

①悪心の予防
★ 前投薬の確実な実施
★ 高度催吐性リスクであるため、定時の制吐薬は必須

②副作用の確認（2サイクル目以降）
★ 前回投与後の副作用症状（骨髄抑制、末梢神経障害、聴覚障害など）を確認
★ Gradeにより、投与の中止または延期が必要
★ 末梢神経障害は、シスプラチン総投与量300mg/m² 以上で85％に頻度で発現
★ 聴力障害は、高音域で起こり、シスプラチン総投与量が300mg/m² を超える頻発

投与中

①抗がん薬の血管外漏出に注意
★ 血管痛、穿刺部位の発赤／腫脹を確認
②シスプラチン注は遮光が必要

投与後

● 　　　　　　　副作用の予防
★ 消化器症状に応じて、頓用の制吐薬を投与
★ 水分摂取を励行（シスプラチン投与中に1L摂取が目安）。必要に応じて、補液・利尿薬を投与
★ 積極的な口腔ケアを励行

CHECK

・頭頸部がんでは、口腔粘膜炎により摂食困難となることがしばしばある。鎮痛薬の予防的投与や食事形態・剤形の工夫、経腸・経静脈栄養が必要である。
・放射線の影響もあり、子宮頸がんでは下痢の頻度が高くなる。整腸剤のほか、ロペラミドなどの止瀉薬を使用するなど、排便コントロールに注意する。

（清　美奈）

CDDP＋CPT-11

シーディーディーピー　シーピーティー　イレブン

代表的なレジメン：CDDP＋CPT-11

薬剤名	用法用量	Day 1	～	8	～	15	～	28
シスプラチン（CDDP） （ランダ®）催吐高 EV中	60mg/m² 点滴静注	●						
イリノテカン（CPT-11） （トポテシン®）催吐中 EV中	60mg/m² 点滴静注	●		●		●		

[適応・特徴]

● 肺がん：進展型小細胞肺がんに対して使用される（神経内分泌腫瘍に対して使用されることもある）

● サイクル：1コース4週間、Total 4サイクル以内

投薬管理のポイント

● ルートの注意点：シスプラチンは光により分解されるため遮光する

● 併用禁忌：アタザナビル

● 併用注意：下表を参照

・腎毒性や聴器毒性を有する薬剤（アミノグリコシド系抗菌薬など）	・フェニトイン
	・末梢性筋弛緩薬
・他の抗がん薬	・CYP3A4阻害薬・誘導薬
・放射線照射	

● レジメン併用経口薬：なし

● 支持療法：下表を参照

催吐性リスク（高）	・選択的NK₁受容体拮抗薬（アプレピタントまたはホスアプレピタント） ・5-HT₃受容体拮抗薬（グラニセトロンまたはパロノセトロン） ・デキサメタゾン
利尿薬	・フロセミドまたはD-マンニトール
その他	・硫酸マグネシウム ・補液

CHECK

・イリノテカンは胆汁で排泄され、腸管が酸性になると再吸収されやすくなる。乳酸菌などを摂取することで、副作用が増強してしまう恐れがある。下痢によく効くと考え、乳酸菌飲料やヨーグルトを摂取する患者も多く、注意が必要である。また、排便コントロールが悪くても薬剤の排泄が遅延することがあるので、下剤を適切に使用し、便通をよくしておく必要がある。

ドクターの考え方

日本国内ではCDDP＋VP-16に対し、本レジメンが有意に生存を延長したことから、進展型小細胞肺がんにおいてPS0～2で70歳以下の一次治療として使用されるレジメンの1つである。しかし、免疫療法の出現により進展型小細胞肺がんには、白金製剤＋VP-16＋免疫チェックポイント阻害薬が白金製剤＋VP-16に対し有意に生存を延長したため、進展型小細胞肺がんの一次治療として使われる頻度は減少している。

（大東 杏、細見幸生）

このレジメンで特に注意したい副作用
(Noda K, et al. *N Engl J Med* 2002；346(2)：85-91)

副作用・発現頻度	発現時期	ポイント
好中球減少 99%	全期間	● Grade 4の頻度は19%程度であり、うがい、手洗いなど感染予防を徹底
悪心 85%	投与～1週	● オランザピンの併用も考慮することが可能 p162
下痢 69%	全期間	● 感染の有無に注意しつつ、対症療法を実施 p166
感染 40%	全期間	● 口腔内を清潔に保つ ● 歯みがきやうがいなど口腔ケアを励行

その他の副作用

- ● 貧血
- ● 血小板減少
- ● AST上昇
- ● ALT上昇
- ● ビリルビン上昇
- ● 食欲不振 p176

- ● 倦怠感
- ● 脱毛 p170
- ● 末梢神経障害 p174
- ● 血清クレアチニン上昇
- ● 口腔粘膜炎 p164

ケア・患者指導のポイント

準備・投与前

① 悪心の予防
★ 前投薬の確実な実施
★ レジメンに含まれる制吐薬を投与。また、前治療や前のサイクルでの悪心症状を確認し、必要に応じて制吐薬を強化

② 副作用の確認（2サイクル目以降）
★ 前回投与後の副作用症状を確認
★ 血液データで肝腎機能、骨髄抑制を確認

投与中

① 抗がん薬の血管外漏出に注意
★ シスプラチン、イリノテカンは炎症性抗がん薬のため、血管痛、穿刺部位の発赤／腫脹を確認
★ 水分摂取を励行（シスプラチン投与中に1L摂取が目安）

② シスプラチン注は遮光が必要

投与後

● 副作用に注意
★ 消化器：悪心、食欲不振、下痢、口腔粘膜炎
★ その他：脱毛、肝障害
★ 悪心に対して、アプレピタント、5-HT₃受容体拮抗薬、デキサメタゾンの予防投与でも不十分な場合、オランザピンの併用を検討することが可能。糖尿病患者には禁忌のため、既往歴や検査値に注意

（松尾拓馬）

CDDP＋GEM
シーディーディーピー　ジェム

応用例 CDDP＋GEM＋necitumumab、Bev＋GC

代表的なレジメン：CDDP＋GEM

薬剤名	用法用量		Day 1	2	～	8	～	15	～	21
シスプラチン（CDDP） （ランダ®）催吐高 EV中	〈胆道がん〉25mg/m²		●			●				
	〈肺がん〉80mg/m²		●							
	〈尿路上皮がん〉70mg/m²	点滴静注		●						
ゲムシタビン（GEM） （ジェムザール®）催吐軽 EV中	〈胆道がん・肺がん〉1,000mg/m²		●			●				
	〈尿路上皮がん〉1,000mg/m²		●			●		●		

[適応・特徴]

● 胆道がん：切除不能胆道がんに使用される
● 肺がん：再発または切除不能進行非小細胞肺がんに使用される（高齢者）
● 尿路上皮がん：再発または切除不能尿路上皮がんに使用される
● サイクル：胆道がんでは1コース3週間、病勢増悪まで継続。肺がんでは1コース3週間、Total 4（～6）サイクル、尿路上皮がんでは1コース4週間、Total最大6コース（day15のGEMを省略し、1コース3週間とする変法の報告もある）

投薬管理のポイント

● ルートの注意点：シスプラチンは光により分解されるため遮光する
● 併用禁忌：胸部放射線照射
● 併用注意：下表を参照

・腎毒性や聴器毒性を有する薬剤（アミノグリコシド系抗菌薬など）	・他の抗がん薬 ・放射線照射	・フェニトイン

● レジメン併用経口薬：なし
● 支持療法：下表を参照

催吐性リスク（高）	・選択的NK₁受容体拮抗薬（アプレピタントまたはホスアプレピタント） ・5-HT₃受容体拮抗薬（グラニセトロンまたはパロノセトロン） ・デキサメタゾン
利尿薬	・フロセミドまたはD-マンニトール
その他	・硫酸マグネシウム ・補液

● よくあるトラブル対応：血管痛が生じる場合は投与速度を遅くせずに対応する CHECK

ドクターの考え方

　切除不能胆道がんの一次治療として有効性が示されており、最も使用されているレジメンである。また、非小細胞肺がん（扁平上皮がん）において、70歳以下で合併症などから免疫チェックポイント阻害薬などの併用ができない症例に関して選択される場合がある。　　（大東 杏、細見幸生）

このレジメンで特に注意したい副作用 <small>(Valle J, et al. *N Engl J Med* 2010；362(14)：1273-1281)</small>

副作用・発現頻度*	発現時期	ポイント
好中球減少 **25.3%**	投与 1〜2週	• うがい、手洗いなど感染予防を徹底 p158
感染 **18.2%**	投与 1〜2週	• 感染予防を行っていても、感染してしまう可能性がある。十分注意が必要 p160
肝障害 **16.7%**	全期間	• 検査値に加え、黄疸などの症状にも注意
悪心 **4%**	投与1週	• オランザピンの併用も検討することができる p162

＊Grade 3〜4

その他の副作用

- 貧血、血小板減少
- AST・ALT上昇
- ビリルビン上昇
- 食欲不振 p176
- 倦怠感
- 脱毛 p170
- 末梢神経障害 p174
- 血清クレアチニン上昇
- 下痢 p166
- 口腔粘膜炎 p164

ケア・患者指導のポイント

準備・投与前

①悪心の予防
★ 前投薬の確実な実施
★ レジメンに含まれる制吐薬を投与。また、前治療や前のサイクルでの悪心症状を確認し、必要に応じて制吐薬を強化

②副作用の確認（2サイクル目以降）
★ 前回投与後の副作用症状を確認
★ 血液データで肝腎機能、骨髄抑制を確認

投与中

①抗がん薬の血管外漏出に注意
★ 2剤とも炎症性抗がん薬のため、血管痛、穿刺部位の発赤/腫脹を確認
★ 水分摂取を励行（シスプラチン投与中に1L摂取が目安）

②シスプラチン注は遮光が必要

投与後

●副作用に注意
★ 消化器：悪心、食欲不振、下痢、口腔粘膜炎
★ その他：脱毛、肝障害
★ 悪心に対して、アプレピタント、5-HT₃受容体拮抗薬、デキサメタゾンの予防投与でも不十分な場合、オランザピンの併用を検討することができる。糖尿病患者には禁忌のため、既往歴や検査値に注意

CHECK
・ゲムシタビンは投与時に血管痛が生じても投与速度を遅くしてはならない。60分以上かけて投与した場合に骨髄抑制の副作用が増強するため、希釈液の増量や温電法などで対応する。

（松尾拓馬）

CDDP＋PEM
シーディーディービー　ベム

応用例 CDDP＋PEM＋Pembro

代表的なレジメン：CDDP＋PEM

同時に参照：PEM単剤 p126

薬剤名	用法用量	Day 1	～	21
シスプラチン（CDDP） （ランダ®）催吐高 EV中	60mg/m² 点滴静注	●		
ペメトレキセド（PEM） （アリムタ®）催吐軽 EV中	500mg/m² 点滴静注	●		

[適応・特徴]

● 肺がん：再発または切除不能な進行非細胞肺がんに使用される
● 悪性中皮腫：進行期悪性胸膜中皮腫に対する初回の標準治療として使用される
● サイクル：1コース3週間、Total 4サイクル

投薬管理のポイント

● ルートの注意点：シスプラチンは光により分解されるため遮光する
● 併用禁忌：なし
● 併用注意：下表を参照

・腎毒性や聴器毒性を有する薬剤 （アミノグリコシド系抗菌薬など）	・他の抗がん薬 ・放射線照射	・フェニトイン ・NSAIDs（イブプロフェンなど）

● レジメン併用経口薬：なし
● 支持療法：下表を参照

催吐性リスク（高）	・選択的NK₁受容体拮抗薬（アプレピタントまたはホスアプレピタント） ・5-HT₃受容体拮抗薬（グラニセトロンまたはパロノセトロン） ・デキサメタゾン
利尿薬	・フロセミドまたはD-マンニトール
骨髄抑制対策	・メコバラミン ・レチノール・カルシフェロール配合総合ビタミン製剤（パンビタン®末）
その他	・硫酸マグネシウム　　　　　　　　　　　　　・補液

CHECK

・ペメトレキセドの副作用軽減のため、パンビタン®末（連日内服）、メコバラミン筋注（9週に1回）を併用する。患者の服薬アドヒアランスが重要になるため、指導が大切である。
・ペメトレキセドはNSAIDsとの併用には注意が必要であり、腎機能やNSAIDsの半減期によって、NSAIDsの休薬が必要になる場合もある。半減期が短いNSAIDsについてはCcrが45～79mL/分の患者でペメトレキセド投与の前後2日間は休薬、半減期の長いNSAIDsについてはペメトレキセド投与前5日間から投与後2日は休薬することが推奨されている。

ドクターの考え方

　遺伝子変異のない非小細胞非扁平上皮肺がんでPSがよい（0～1）症例の一次治療として最も汎用されているレジメンであり、多くはペンブロリズマブと併用して使用する。脱毛の頻度や発熱性好中球減少症（FN）の頻度が少ないメリットがあるが、腎障害や免疫関連有害事象（irAE）には注意が必要である。また、同レジメンは悪性胸膜中皮腫に対する一次治療として使用される。ビタミンB₁₂と葉酸を投与することにより好中球減少割合を減らすことができるため、必ずビタミンB₁₂と葉酸を投与する必要がある　　　　　　　　　　　　　　　（大東　杏、細見幸生）

このレジメンで特に注意したい副作用 (Scagliotti GV, et al. *J Clin Oncol* 2008；26(21)：3543-3551)

副作用・発現頻度*	発現時期	ポイント
好中球減少 15.1%	投与1～2週	●うがい、手洗いなど感染予防を徹底 p158
悪心 7.2%	投与1週	●オランザピンの併用も検討することが可能 p162
倦怠感 6.7%	全期間	●症状が強いときは無理をしない ●体調をみて、散歩やストレッチなどの適度な運動をすることも効果的
貧血 5.6%	全期間	●息切れ、頭痛、めまいなどの症状に注意 ●休薬・減量および輸血などの支持療法により対応可能

＊Grade 3～4

その他の副作用

● 脱毛 p170
● 血小板減少
● AST上昇
● ALT上昇
● ビリルビン上昇
● 食欲不振 p176

● 発熱性好中球減少症（FN）p160
● 脱水
● 末梢神経障害 p174
● 血清クレアチニン上昇
● 下痢 p166
● 口腔粘膜炎 p164

ケア・患者指導のポイント

準備・投与前

① 悪心の予防
★ 前投薬の確実な実施
★ レジメンに含まれる制吐薬を投与。また、前治療や前のサイクルでの悪心症状を確認し、必要に応じて制吐薬を強化

② 副作用の確認（2サイクル目以降）
★ 前回投与後の副作用症状を確認
★ 血液データで肝腎機能、骨髄抑制を確認

投与中

① 抗がん薬の血管外漏出に注意
★ シスプラチン、ペメトレキセドは炎症性抗がん薬のため、血管痛、穿刺部位の発赤／腫脹を確認
★ 水分摂取の励行（シスプラチン投与中に1L摂取が目安）

② シスプラチン注は遮光が必要

投与後

● 副作用症状に注意
★ 消化器：悪心、食欲不振、下痢、口腔粘膜炎
★ その他：脱毛、肝障害
★ 悪心に対して、アプレピタント、5-HT₃受容体拮抗薬、デキサメタゾンの予防投与でも不十分な場合、オランザピンの併用を検討することができる。糖尿病患者には禁忌のため、既往歴や検査値に注意

（松尾拓馬）

Part 1 C CDDP＋PEM

CDDP＋VNR

シーディーディーピー　ビノレルビン

代表的なレジメン：CDDP＋VNR

薬剤名	用法用量	Day 1	～	8	～	21
シスプラチン（CDDP） （ランダ®）催吐高 EV中	60mg/m² 点滴静注	●				
ビノレルビン（VNR） （ナベルビン®）催吐最小 EV高	25mg/m² 点滴静注	●		●		

[適応・特徴]

● 肺がん：局所進行の非小細胞肺がん、術後補助療法に使用される
● サイクル：1コース3週間、Total 4～6サイクル

投薬管理のポイント

● ルートの注意点：シスプラチンは光により分解されるため遮光する
● 併用禁忌：なし
● 併用注意：下表を参照

・腎毒性や聴器毒性を有する薬剤（アミノグリコシド系抗菌薬など）	・アゾール系抗真菌薬 ・マクロライド系抗菌薬
・他の抗がん薬	・カルシウム拮抗薬
・放射線照射	・ベンゾジアゼピン系薬剤
・フェニトイン	

● レジメン併用経口薬：なし
● 支持療法：下表を参照

催吐性リスク（高）	・選択的NK₁受容体拮抗薬（アプレピタントまたはホスアプレピタント） ・5-HT₃受容体拮抗薬（グラニセトロンまたはパロノセトロン） ・デキサメタゾン
利尿薬	・フロセミドまたはD-マンニトール
その他	・硫酸マグネシウム ・補液

🍼 CHECK

・ビノレルビンは、イレウスなど重篤な副作用が起こることがあるので、便秘傾向の強い患者には注意が必要である。

ドクターの考え方

　術後補助化学療法の標準治療レジメンとして使われる。対象は病理病期Ⅱ～Ⅲ期の完全切除された非小細胞肺がんであり、術後化学療法を行うことにより5年全生存率の改善を認めている。また、局所進行非小細胞肺がんにおいては、放射線照射と併用して使われるレジメンの1つとなっている。
　白金製剤併用療法としてほかに、CBDCA＋nabPTX p42 などの選択肢もあるが、直接比較により明確に優越性を示したレジメンはないため、どのレジメンも選択肢になるが、特に脱毛やしびれを避けたいなどの理由がある場合には本レジメンが選択される。副作用の観点も考慮し、個々の症例においてどのレジメンを使用するか検討される。　　　　　　（大東　杏、細見幸生）

このレジメンで特に注意したい副作用　(Ohe Y, et al. *Ann Oncol* 2007；18(2)：317-323.)

副作用・発現頻度*	発現時期	ポイント
好中球減少 **93%**	投与 1～2週	● うがい・手洗いなど感染予防を徹底 p158
便秘 **54%**	全期間 蓄積	● ビノレルビンの影響で、高頻度に便秘が発現 ● 早期から下剤を使用し、排便コントロールを保つ p168
悪心 **47%**	投与後1週	● オランザピンの併用も検討 p162
発熱性好中球減少症 **18%**	投与後 1～2週	● 発熱が生じた場合には、発熱性好中球減少症（FN）の可能性も考慮し慎重に対応 p160

＊Grade 2～4

その他の副作用

● 脱毛 p170
● 血小板減少
● AST上昇
● ALT上昇
● ビリルビン上昇
● 食欲不振 p176
● 貧血 p158
● 脱水
● 末梢神経障害 p174
● 血清クレアチニン上昇
● 下痢 p166
● 口腔粘膜炎 p164

ケア・患者指導のポイント

準備・投与前

① 悪心の予防
★ 前投薬の確実な実施
★ レジメンに含まれる制吐薬を投与。また、前治療や前のサイクルでの悪心症状を確認し、必要に応じて制吐薬を強化
② 副作用の確認（2サイクル目以降）
★ 前回投与後の副作用症状を確認
★ 血液データで肝腎機能、骨髄抑制を確認

投与中

① 抗がん薬の血管外漏出に注意
★ シスプラチンは炎症性抗がん薬、ビノレルビンは壊死起因性抗がん薬のため、血管痛、穿刺部位の発赤／腫脹を確認
★ 水分摂取を励行（シスプラチン投与中に1L摂取が目安）
② シスプラチン注は遮光が必要

投与後

● 副作用症状に注意
★ 消化器：悪心、食欲不振、下痢、口腔粘膜炎
★ その他：脱毛、肝障害
★ 悪心に対して、アプレピタント、5-HT₃受容体拮抗薬、デキサメタゾンの予防投与でも不十分な場合、オランザピンの併用を検討することができる。糖尿病患者には禁忌のため、既往歴や検査値に注意

（松尾拓馬）

cetuximab（Cmab）単剤

セ ツ キ シ マ ブ　シー マ ブ

応用例 FOLFOX＋Cmab、FOLFIRI＋Cmab、FP＋Cmab、Cmab＋RT

代表的なレジメン：Cmab単剤

薬剤名	用法用量	Day 1	～	8	～	15
セツキシマブ（Cmab） （アービタックス®）催吐 最小 EV 低	400mg/m²、day 8以降は250mg/m² 点滴静注	●		●		●
	500mg/m² 点滴静注	●				●

[適応・特徴]

● 大腸がん：RAS遺伝子野生型の切除不能進行・再発大腸がんの一次治療から使用される

● 頭頸部がん：局所進行頭頸部がんに対して放射線照射と併用や、再発・転移頭頸部扁平上皮がんに対してシスプラチン、5-FUと併用される

● サイクル：1コース1週間または2週間（隔週投与は単剤のほか、FOLFOX p82 、FOLFIRI p78 などと併用）、病勢増悪まで継続

投薬管理のポイント

● 併用禁忌：なし

● 併用注意：なし

● レジメン併用経口薬：なし

● 支持療法：下表を参照

インフュージョンリアクション	抗ヒスタミン薬、副腎皮質ホルモン
ざ瘡様皮疹、爪囲炎	保湿剤、ステロイド外用剤、ミノサイクリンなど
下痢	止瀉薬（ロペラミドなど）

● よくあるトラブル対応：インフュージョンリアクションが発現した場合は、症状に応じて投与を中断し、医師へ連絡する

ドクターの考え方

　セツキシマブは抗EGFR抗体であるため、8割以上の患者に皮膚障害が生じる。この薬剤は皮膚毒性と腫瘍効果に関係が認められ、副作用の軽減のため安易に投与量を減らすと、抗腫瘍効果も低下する。したがって外用ステロイドを含めた積極的な予防、ケアで皮膚障害を重篤化させず、治療が長続きするような工夫が求められる。副作用のケアが、治療効果に直結するため、看護師・薬剤師との連携が重要なレジメンといえる。

　もともと週1回投与が基本であったが、FOLFOX p82 との併用の観点から隔週投与が審査上認められ、以前より利便性が向上してきている。　　　　　　　　　　　　（田村太一、下山　達）

このレジメンで特に注意したい副作用

(Tahara M, et al. *J Clin Oncol* 2008；38：762-769)

副作用・発現頻度	発現時期	ポイント
ざ瘡様皮疹 約80%	投与 1〜4週	● 予防として保湿を中心としたスキンケアやテトラサイクリン系抗菌薬を内服 ● 症状に応じてステロイド外用剤を使用 p172
爪囲炎 約20%	投与 7〜8週以降	● 予防として爪切りの方法などについて指導 ● 症状に応じてステロイド外用剤を使用 p172
下痢 約20%	全期間	● 症状に応じて、止瀉薬（ロペラミドなど）を使用 p166
インフュージョンリアクション 5〜20%	投与中〜 24時間以内	● 前投薬として抗ヒスタミン薬、副腎皮質ホルモンを投与 p178

Part 1

C cetuximab (Cmab)

その他の副作用

● 低マグネシウム血症・電解質異常

● 間質性肺疾患

● 皮膚乾燥

ケア・患者指導のポイント

準備・投与前

① 大腸がんの場合、RAS遺伝子変異の確認、電解質異常の把握
★ 血液データで電解質異常を確認。低下しているようであれば補充を検討

② 前投薬の確実な実施

③ 副作用の確認（2サイクル目以降）
★ 前回投与後の副作用症状を確認

投与中

① インフュージョンリアクションの発現に注意
★ 悪寒、発熱、皮膚紅潮、呼吸困難などの症状がないか確認

② 抗がん薬の血管外漏出に注意
★ 血管痛、穿刺部位の発赤／腫脹を確認

投与後

● 副作用の確認
★ ざ瘡様皮疹
★ 爪囲炎
★ 電解質異常（低マグネシウム血症、低カルシウム血症）

CHECK

・皮膚障害（ざ瘡様皮疹、爪囲炎など）予防のため、スキンケアの徹底を指導する。

・皮膚障害の症状に応じて、ステロイド外用剤（軟膏）を使用する。軟膏塗布の方法を指導する。

（後藤総太郎）

CHOP
チョップ

応用例 R-CHOP、G-CHOP、CVP、A＋CHP、mini CHOP

代表的なレジメン：CHOP

同時に参照：A＋CHP p20、RTX単剤 p136

薬剤名	用法用量	Day 1	2	3	4	5	〜	21
シクロホスファミド（CPA） （エンドキサン®）催吐中 EV中	750mg/m² 点滴静注	●						
ドキソルビシン（DXR） （アドリアシン®）催吐中 EV高	50mg/m² 点滴静注	●						
ビンクリスチン（VCR） （オンコビン®）催吐最小 EV高	1.4mg/m² 最大投与量2mg/body 点滴静注	●						
プレドニゾロン（PSL） （プレドニン®）	100mg/日 (day2点滴静注、day3〜6内服)	●	●	●	●	●		

[適応・特徴]

● 悪性リンパ腫：初回治療で代表的なレジメンである。抗体治療を上乗せした形で使われることが多い。B細胞リンパ腫は、抗CD20抗体を上乗せしたR-CHOP、G-CHOP、T細胞リンパ腫は抗CD30抗体とオンコビンを交換したA＋CHPが使われることがある

● サイクル：1コース3週間、Total 6〜8サイクル

投薬管理のポイント

● 併用禁忌：ペントスタチン

● 併用注意：下表を参照

・アゾール系抗真菌薬	・他の抗がん薬	・オキシトシン
・フェニトイン	・放射線照射	・バソプレシン
・アロプリノール	・フェノバルビタール	・チオテパ

● レジメン併用経口薬：プレドニゾロン4日間の内服（day3〜6）

● 支持療法：下表を参照

FNの予防	G-CSF製剤による一次予防（65歳以上が一般的）
感染症の予防	ST合剤
催吐性リスク（高）	選択的NK₁受容体拮抗薬（アプレピタントまたはホスアプレピタント）、 5-HT₃受容体拮抗薬、デキサメタゾン
便秘	ビンクリスチンによるイレウス注意
腫瘍崩壊症候群の予防	高尿酸血症治療薬（アロプリノール、フェブキソスタット）
その他	ステロイドに伴う糖尿病治療薬

● よくあるトラブル対応：ステロイドの内服を忘れたときは、医師に相談するよう伝える

ドクターの考え方

　悪性リンパ腫に対する初回治療として本レジメンが選択された場合、完治をめざすことが多い。減量投与や休薬期間延長は予後を悪くするため、毒性を出さないための支持療法が重要であり、G-CSF製剤やST合剤併用などの積極的な予防投薬を行う。80歳以上は治療関連死が多くなるため、50％に減量したmini CHOPを行う。ドキソルビシンによる心毒性は蓄積毒性であるため、総投与量500mg/m²以下に設定されている。心血管系リスクを有する場合やアントラサイクリン系投与歴がある場合には、ピラルビシンへの変更や削除（CVP）を検討すべきである。腫瘍崩壊リスクがある場合には、ステロイドを先行投与することがある。　　　　　　（森田侑香、八木　悠）

このレジメンで特に注意したい副作用

(Persky DO, et al. *J Clin Oncol* 2008；26(14)：2258-2263.
Coiffier B, et al. *N Engl J Med* 2002；346(4)：235-242.）

副作用・発現頻度	発現時期	ポイント
脱毛 90%	投与 2〜3週	● ほぼ必発 ● 血液腫瘍のため冷却予防はしない（皮膚へも抗がん薬を行き渡らせるため） ● アピアランスケア、ウィッグ・帽子・バンダナなどの用意 p170
骨髄抑制 50〜90%	投与 1〜2週	● 65歳以上はG-CSF製剤の予防的投与を推奨 ● 感染予防のため、ST合剤を併用することが多い p158
末梢神経障害 50%	蓄積	● 遷延するため、適時ビンクリスチンの減量、中止を考慮 ● プレガバリン、ビタミン剤を対症的に投与 p174
悪心・嘔吐 40%	投与〜1週	● アプレピタント推奨 p162

その他の副作用

● 骨髄抑制（赤血球、血小板減少）p158
● 感染症（発熱性好中球減少症〈FN〉）p160
● 好中球減少
● 神経障害（運動障害、イレウス、聴覚障害）

● ステロイド関連（糖尿病の悪化、高齢者の場合せん妄）
● 出血性膀胱炎

ケア・患者指導のポイント

準備・投与前

① 悪心の予防
★ 前投薬の確実な実施

② 投与量の把握
★ ドキソルビシンは総投与量が$500mg/m^2$を超えると重篤な心筋障害を起こすことが多い
★ ビンクリスチンは最大投与量2mg/body

③ 副作用の確認（2サイクル目以降）
★ 前回投与後の副作用症状（骨髄抑制、粘膜障害、神経毒性など）を確認
★ 血液データで骨髄機能を確認し、感染予防ケアを実施
★ 悪心、下痢などの粘膜障害に注意。体重減少が起きているようであれば制吐薬などの見直し
★ 末梢のしびれが進行していれば、ビンクリスチンの減量が必要

投与中

① 血管痛に注意

② 抗がん薬の血管外漏出に注意
★ 壊死起因性抗がん薬が多いため、血管痛、穿刺部位の発赤／腫脹を確認
★ 血管外漏出を起こした際にはすみやかに対応

投与後

① 特に初回投与時は、腫瘍崩壊症候群 p28 に注意

② 便秘に注意
★ ビンクリスチンはイレウス症状を生じる場合あり

CHECK

・治療を中断させないため、感染予防、粘膜障害に対するセルフケアを行えるように指導する。
・出血性膀胱炎予防のため、飲水を促す。

dasatinib単剤

ダ　サ　チ　ニ　ブ

代表的なレジメン：ダサチニブ単剤

薬剤名	用法用量	Day 1	〜
ダサチニブ （スプリセル®）催吐 最小	1日1回または2回、食後に内服 （適応により異なる、下記を参照）	● ● ）	投与

[適応・特徴]

● **慢性骨髄性白血病**：イマチニブ、ニロチニブと同様に一次治療で使用される

● **フィラデルフィア染色体陽性急性リンパ性白血病**：再発または難治性のフィラデルフィア染色体陽性急性リンパ性白血病では他の抗がん薬と併用される場合がある

● **サイクル**：連日内服、病勢増悪まで継続

投薬管理のポイント

● **用法用量**：下表を参照

慢性骨髄性白血病	・**慢性期**：1日1回100mg（1日1回140mgまで増量可） ・**急性期または移行期**：1回70mg、1日2回（1回90mgまで増量可）
再発または難治性のフィラデルフィア染色体陽性急性リンパ性白血病	・1回70mg、1日2回（1回90mgまで増量可）

● **併用禁忌**：なし

● **併用注意**：下表を参照

血中濃度上昇の可能性	・CYP3A4阻害薬（アゾール系抗真菌薬やマクロライド系抗菌薬など） ・グレープフルーツ（ジュースを含む）
血中濃度低下の可能性	・CYP3A4誘導薬（リファンピシンなど） ・セントジョーンズワートなどの健康食品・サプリメント
制酸薬	・同時投与を避け、2時間前後ずらすようにする

● **レジメン併用経口薬**：なし

● **よくあるトラブル対応**：服薬を忘れたときは服用せず、次の分から服用する

ドクターの考え方

　第二世代のBCR-ABLチロシンキナーゼ阻害薬（TKI）であり、薬剤の効果はイマチニブ p100 の325倍とされている。慢性骨髄性白血病では治療後、血液・骨髄中の白血病細胞が肉眼的に検出できなくなっても、体内にはわずかな白血病細胞が残っており、微小残存病変（MRD）と呼ばれている。治療開始後、定期的に治療効果を評価するが、そのモニタリングとして、末梢血中のBCR-ABL遺伝子コピー数を測定してMRDを検出する方法が推奨されている。治療効果判定で目標を達成していない場合や副作用で継続が困難な場合は、他のTKIに変更を検討する。

　また、深い奏効を得た後にTKIを中止してもその状態を維持できる可能性が検討されている。ダサチニブはより早期に深い奏効を得ることができると考えられており、特に挙児希望がある若年者などでは投薬期間短縮が期待できるというメリットがある（TKI投与中は男女ともに避妊が必要）。

　毎日同じ時間帯であれば食前・食後どちらでもよいため、比較的服薬アドヒアランスが維持されやすい。

（森田侑香、八木　悠）

このレジメンで特に注意したい副作用 (Kantarjian H, et al. *N Engl J Med* 2010；362：2260-2270 Shah NP, et al. *Haematologica* 2010；95：232-240)

副作用・発現頻度	発現時期	ポイント
骨髄抑制 40〜70%	投与4〜8週以内	・うがい、手洗いなど感染予防策を実施 p158
体液貯留 20〜40%	全期間	・呼吸困難などの初期症状に注意
皮疹 10〜20%	投与〜8週以内に多い	・皮疹が発現した場合には、抗ヒスタミン薬やステロイド外用剤にて対応 p172
出血 約5〜10%	投与開始数週間〜	・脳出血、硬膜下出血、消化管出血などが発現する場合あり ・血小板減少時には注意が必要

その他の副作用

● 下痢 p166
● QT延長 p180
● 頭痛
● 間質性肺疾患

ケア・患者指導のポイント

内服前	①用法用量の確認 ★ 適応によって変わるため確認 ②副作用、内服状況の確認（2サイクル目以降） ★ 前回投与後の副作用症状を確認
内服期間中	①服薬アドヒアランスの確認 ★ 飲み忘れなどがないか確認 ②服用開始後の副作用に注意 ★ 骨髄抑制 ★ 体液貯留（胸水、全身性浮腫など） ★ 消化管出血 ★ 発疹、下痢 ③併用薬に注意 ★ 酸化マグネシウムやプロトンポンプ阻害薬など、よく使用される薬剤との併用に注意

CHECK

・服薬アドヒアランス維持が重要となるため、用法用量、副作用やその対策への理解度を確認し、十分理解して治療を続けられるよう説明などを徹底する。

（後藤総太郎）

ティーエルディー

DLd

代表的なレジメン：DLd　　　　　　　　　　　　　　　同時に参照：VRd `p154`

薬剤名	用法用量	Day 1	～	8	～	15	～	22	～	28
ダラツムマブ （ダラザレックス®）催吐 軽	16mg/kg 点滴静注	●		●		●		●		
レナリドミド（LEN） （レブラミド®）	25mg/日 1日1回内服	●→ Day21まで投与								
デキサメタゾン （デカドロン®）	40mg/週 点滴静注または内服	●		●		●		●		

＊上記は1～2サイクル目の投与スケジュール。3～6サイクル目は、ダラツムマブの投与はday1、day15。7サイクル目からは、ダラツムマブの投与はday1のみ

[適応・特徴]

● 多発性骨髄腫：未治療および、再発・難治性の多発性骨髄腫に使用される
● サイクル：1コース4週間、病勢増悪まで継続

投薬管理のポイント

● ルートの注意点：パイロジェンフリー（エンドトキシンフリー）でタンパク結合性の低いポリエーテルスルホン、ポリスルホン製のインラインフィルター（ポアサイズ0.22または0.2μm）を用いて投与する。また、ポリウレタン、ポリブタジエン、ポリ塩化ビニル、ポリプロピレンまたはポリエチレン製で輸液ポンプを備えた投与セットを使用する
● 併用禁忌：下表を参照

・デスモプレシン	・リルピビリン	・ドルテグラビルナトリウム・リルピビリン
・ダクラタスビル	・リルピビリン・テノホビル アラフェ	
・アスナプレビル	ナミドフマル・エムトリシタビン	

● 併用注意：下表を参照

・バルビツール酸誘導体	・インスリン製剤	・アゾール系抗真菌薬
・フェニトイン	・血圧降下薬	・HIVプロテアーゼ阻害薬
・サリチル酸誘導体	・利尿薬（カリウム保持性利尿薬を除く）	・エフェドリン
・抗凝血薬	・シクロスポリン	・サリドマイド
・経口糖尿病用薬	・マクロライド系抗菌薬	・ジギタリス製剤

● レジメン併用経口薬：レナリドミド
● 支持療法：下表を参照

ダラツムマブの前投薬	副腎皮質ホルモン、解熱鎮痛薬、抗ヒスタミン薬
深部静脈血栓症および肺塞栓症	アスピリン

CHECK

・腎障害患者では、レナリドミドの血中濃度が上昇するため、投与量および投与間隔を調節する。
・レナリドミドは、高脂肪食摂取後の投与によって血中濃度−時間曲線下面積（AUC）および最高血中濃度（Cmax）の低下（＝薬剤の効果が弱まる）が認められることから、高脂肪食摂取前後を避ける必要がある。
・レナリドミドはサリドマイド誘導体である。ヒトにおいて催奇形性のリスクがあるため、避妊について説明する。

このレジメンで特に注意したい副作用

（国際共同第III相試験（MMY3003））

	副作用・発現頻度	発現時期	ポイント
	インフュージョンリアクション **70〜80%**	投与中〜 24時間以内	・アナフィラキシー、鼻閉、咳嗽、悪寒、気管支けいれん、低酸素症、呼吸困難などの症状が現れる場合あり p178
	骨髄抑制 **60%**	投与2週〜	・定期的に血液検査などを行い、患者の状態を十分に観察 p158

その他の副作用

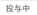 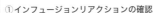

- 疲労
- 皮疹、皮膚掻痒感 p172
- 呼吸困難（間質性肺疾患）
- 溶血

- 腫瘍崩壊症候群 p28
- ALT増加
- 末梢神経障害 p174
- 深部静脈血栓症および肺塞栓症 p182

ケア・患者指導のポイント

準備・投与前

①副作用の確認（2サイクル目以降）
★ 前回投与後の副作用症状（骨髄抑制、インフュージョンリアクションなど）を確認

②前投薬の投与
★ インフュージョンリアクションを軽減させるために、本剤投与開始1〜3時間前に副腎皮質ホルモン、解熱鎮痛薬および抗ヒスタミン薬を投与

投与中

①インフュージョンリアクションの確認
★ インフュージョンリアクションが発現した場合は、投与中断、中止、投与速度の変更などの対応を実施

②投与速度の調整
★ インフュージョンリアクションが認められなかった場合には、患者の状態を観察しながら投与速度を調節し投与（添付文書参照）

投与後

●腫瘍崩壊症候群に注意
★ 腫瘍崩壊症候群が現れることがあるので、血清中電解質濃度および腎機能検査を行うなど、患者の状態を十分に観察

ドクターの考え方

　抗CD38抗体であるダラツムマブは、併用療法として、再発・難治性だけでなく未治療の多発性骨髄腫にも適応が拡大された。本レジメンのほかにDMPB（ダラツムマブ、メルファラン、プレドニゾロン、ボルテゾミブ）やDCd（ダラツムマブ、カルフィルゾミブ、デキサメタゾン）などが使用されている。抗体薬の特徴であるインフュージョンリアクションのほかに、間質性肺疾患や溶血の副作用が起こることがあるため注意する。

　ダラツムマブが標的としているCD38は赤血球膜表面にも発現しており、間接クームス試験および交差適合試験において偽陽性（汎反応性）になることがある。そのため、治療前に輸血前検査の実施が必要である。
（森田侑香、八木 悠）

（清 美奈）

docetaxel (DTX) 単剤

ドセタキセル

応用例 Her＋DTX、DTX＋HP

代表的なレジメン：DTX単剤

同時に参照：DTX＋HP p68

薬剤名	用法用量	Day 1	～	21
ドセタキセル（DTX） （タキソテール®）催吐 軽 EV 高	75mg/m² 点滴静注（60分）	●		

[適応・特徴]

● 乳がん：乳がんの標準治療

● その他：前立腺がん、非小細胞肺がん、胃がん、食道がん、頭頸部がんなどに適応がある

● サイクル：1コース3週間、術前・術後ではTotal4サイクル

投薬管理のポイント

● 併用禁忌：なし

● 併用注意：アゾール系抗真菌薬、マクロライド系抗菌薬、シクロスポリン、ミダゾラム

● レジメン併用経口薬：なし

● 支持療法：浮腫軽減としてデキサメタゾン

● よくあるトラブル対応：下表を参照

①アルコール不耐症（過敏）の場合、添付溶解液にはエタノールが含まれているため、添付溶解液を使用せずに溶解する

②ドセタキセルは壊死起因性抗がん薬のため、血管外漏出を起こした際にはすみやかに対応する

ドクターの考え方

乳がんに対するがん薬物療法でキードラッグとなるのが、アントラサイクリン系とタキサン系の薬剤である。タキサン系の薬剤では、パクリタキセルやドセタキセルが使用される。

パクリタキセルとドセタキセルの違いとして、投与方法（毎週、3週間ごと）や副作用のプロファイル（ドセタキセルはむくみや好中球減少が多く、パクリタキセルは手足のしびれが多い、など）がある。wPTX p124 のほうが比較的忍容性が高いため、使用頻度が高いが、遠方の患者で、頻回な通院が難しい場合には3週間ごとの投与である本レジメンを考慮する。

また、いずれも水に溶けにくく、溶解にアルコールが使用されるが、パクリタキセル（タキソール®）は注射液自体に、ドセタキセル（タキソテール®）は添付の溶解液にエタノールが含まれており、アルコール不耐の患者には、他の溶液による溶解も可能なタキソテール®が使用される。

(中村翔平、奥屋俊宏)

このレジメンで特に注意したい副作用 (Chan S, et al. *J Clin Oncol* 1999；17(8)：2341-2354.)

	副作用・発現頻度	発現時期	ポイント
	好中球減少 **93.5%**	投与 8〜10日	・うがい、手洗いなどの感染予防策を実施 p158
	体液貯留 5％	蓄積	・総投与量が増加すると発現頻度が上昇（75mg/m²の場合、5サイクルを超えたあたりから） ・リンパマッサージなどのケアを指導
	口腔粘膜炎 5％	投与 1〜2週	・口腔ケアをしっかり行うよう指導 p164

その他の副作用

- アレルギー
- 倦怠感
- 脱毛 p170
- 発熱性好中球減少症（FN）p160
- 悪心・嘔吐 p162
- 爪囲炎・皮膚障害 p172

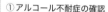

ケア・患者指導のポイント

準備・投与前

① アルコール不耐症の確認
★ アルコール成分が含まれるため、アルコール不耐症でないことを確認

② 副作用の確認（2サイクル目以降）
★ 前回投与後の副作用症状（骨髄抑制、浮腫〈体液貯留〉など）を確認
★ 総投与量が400mg/m²を超えると発現頻度が高まるため、浮腫の発現に注意

投与中

① アレルギー症状の観察
★ 発疹、顔面紅潮、息苦しさ、動悸などが発現した場合にはすぐに申し出るよう説明

② 抗がん薬の血管外漏出に注意
★ 壊死起因性抗がん薬のため、血管痛、穿刺部位の発赤／腫脹を確認

投与後

① 骨髄抑制、感染の予防
★ 感染予防を指導

② 皮膚症状に注意
★ 浮腫や爪・皮膚障害に対して日常的にできるセルフケアを指導

CHECK

・ドセタキセルにはアルコール成分が含まれるため、自動車での通院など運転は避けるように注意する。

Part 1

D docetaxel（DTX）

（渡邊貴子）

DTX＋GEM
ディーティーエックス　　　ジェム

代表的なレジメン：DTX＋GEM 　　同時に参照：DTX単剤 p64 、GEM単剤 p90

薬剤名	用法用量	Day 1	～	8	～	14	～	21
ゲムシタビン（GEM） （ジェムザール®）催吐軽 EV中	900mg/m² 点滴静注 （30分）	●		●				
ドセタキセル（DTX） （タキソテール®）催吐軽 EV高	70mg/m² 点滴静注			●				

[適応・特徴]

● **軟部肉腫**：個別治療が確立していない軟部肉腫の切除不能例、進行例に使用される
● **サイクル**：1コース3週間、病勢増悪まで継続

投薬管理のポイント

● **併用禁忌**：胸部放射線照射
● **併用注意**：下表を参照

・放射線照射	・エリスロマイシン	・ミダゾラム
・他の抗がん薬	・クラリスロマイシン	
・アゾール系抗真菌薬	・シクロスポリン	

● **レジメン併用経口薬**：なし
● **支持療法**：下表を参照

催吐性リスク（軽）	デキサメタゾン
末梢神経障害	プレガバリン、デュロキセチン、ミロガバリン
浮腫	副腎皮質ホルモン

● **よくあるトラブル対応**：ゲムシタビン投与中は注射部位反応（静脈炎、疼痛、紅斑）を生じる場合があるため、十分に注意する CHECK

CHECK

・ゲムシタビン投与時には、注射部位反応を観察し、溶液のさらなる希釈や温電法など、適切に対応する。
・現在、ドセタキセルにはアルコールを含有しない製剤も発売されている。

ドクターの考え方

　軟部肉腫に対するがん薬物療法の標準治療は、ドキソルビシンを含むレジメンである。全身肉腫に対してDXR単剤（ドキソルビシン）、婦人科肉腫で本レジメンが行われてきた歴史があるが、直接比較した試験では、DXR単剤と効果はほぼ同等で、副作用は本レジメンのほうが強いため、最近では使用頻度が減ってきているレジメンである。　　　　　　　　　　　（中村翔平、奥屋俊宏）

このレジメンで特に注意したい副作用

(ジェムザール®・タキソテール®添付文書)

副作用・発現頻度	発現時期	ポイント
骨髄抑制 70～80%	投与2～3週	•減少の程度に応じて、G-CSF製剤などの白血球増多剤を投与 •発熱を伴う場合には、適切な抗菌薬を投与 •そのほか必要に応じて適切な感染予防策を実施 p158
脱毛 50～60%	投与2～3週 ～	•高頻度で発現 p170
末梢神経障害 5～50%	投与後 徐々に	•投与回数の増加とともに発現率が上昇 •しびれなどの自覚症状に注意 p174
間質性肺疾患 1%	全期間	•初期症状は、咳嗽・息切れ・呼吸困難・発熱など •異常が認められた場合には投与を中止し、胸部X線などの検査を行い、副腎皮質ホルモンを投与するなど適切な処置を行う •定期的に検査を行うなど十分に観察

その他の副作用

- 悪心・嘔吐、食欲不振 p162
- 浮腫、爪障害
- 注射部位反応（静脈炎、疼痛、紅斑）p180
- 総タンパク低下、電解質異常、アルブミン低下
- AST上昇、ALT上昇、LDH上昇、ALP上昇
- 疲労感、発熱、インフルエンザ様症状、放射線照射リコール反応*、血小板増加
- アレルギー症状 p178

＊放射線による急性炎症の消退後、抗がん薬投与により、それが再燃する現象

ケア・患者指導のポイント

準備・投与前	①アルコール不耐症の確認 ★ ドセタキセルの添付溶解液にはエタノールが含まれるため、アルコールに過敏な患者に投与する場合は、添付溶解液を使用せずに調製 ②副作用の確認（2サイクル目以降） ★ 前回投与後の副作用症状（骨髄抑制、末梢神経障害、間質性肺疾患など）を確認 ★ 骨髄抑制のGradeにより、投与の中止または延期が必要 ★ 間質性肺疾患の自覚症状のモニタリングとともに、定期的な検査の有無を確認 ★ 手足のしびれ、刺痛、焼けるような痛みなど末梢神経障害の有無を確認 ③投与速度、投与時間の確認 ★ ゲムシタビンの投与時間は30分（60分以上の投与時間で副作用が増強した報告あり）

投与中	①投与時間、血管痛の有無に注意 ★ ゲムシタビンは30分で投与 ★ 投与部位を観察し、適宜声かけ ②アレルギー症状に注意 ★ ドセタキセルは、パクリタキセルに比べ頻度は低いが、アレルギー反応の発現に注意

投与後	①血管痛の有無を確認 ②間質性肺疾患の自覚症状の再確認 ★ 自覚症状がある場合はすぐに医療者へ連絡するよう説明 ③アルコールに注意 ★ 投与後に自動車の運転など危険を伴う機械の操作を避けるよう説明

（清 美奈）

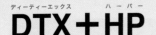

DTX＋HP
ディーティーエックス　ハーパー

応用例 HP＋PTX

代表的なレジメン：DTX＋HP　　　　　　　　同時に参照：HP＋PTX p98

薬剤名	用法用量	Day 1	〜	21
トラスツズマブ（Tmab） （ハーセプチン®） 催吐 最小　EV 低	初回8mg/kg 2回目以降6mg/kg 点滴静注	●		
ペルツズマブ（PER） （パージェタ®）催吐 最小	初回840mg/body 2回目以降420mg/body 点滴静注	●		
ドセタキセル（DTX） （タキソテール®）催吐 軽　EV 高	75mg/m² 点滴静注（60分）	●		

[適応・特徴]

● 乳がん：HER2陽性乳がんの標準治療として使用される
● サイクル：1コース3週間、病勢増悪まで継続、術後は4サイクル（その後HPをTotal 1年となるまで繰り返す）

投薬管理のポイント

● 併用禁忌：なし
● 併用注意：アゾール系抗真菌薬、マクロライド系抗菌薬、シクロスポリン、ミダゾラム、アントラサイクリン系薬剤
● レジメン併用経口薬：なし
● 支持療法：下表を参照

下痢	ロペラミド
浮腫	デキサメタゾン

● よくあるトラブル対応：下表を参照

アルコール不耐症	アルコール不耐症の場合は添付溶解液を使用せずに溶解する
インフュージョンリアクション	投与開始から24時間以内に多く発現するため、十分注意する
血管外漏出	ドセタキセルは壊死起因性抗がん薬のため、血管外漏出を起こした際にはすみやかに対応する

CHECK

・トラスツズマブ、ペルツズマブは、初回と2回目以降で投与量、投与時間が異なる点に注意する。トラスツズマブは4週間以上、ペルツズマブは6週間以上あいた場合は初回投与量に戻す。

ドクターの考え方

　再発リスクが高いと想定される患者（術前：Stage II 以上、術後：リンパ節転移あり）に限定し、HER2陽性乳がんの術前・術後治療として行われている。
　HER2陽性転移・再発乳がんの一次治療としても推奨されているレジメンであり、このレジメンの登場によりHER2陽性の転移・再発乳がんの生存期間中央値は5年に迫るまで延長した。
　トラスツズマブが使用されるため、インフュージョンリアクションや心障害に注意が必要である。心障害は、ペルツズマブの追加によるリスクの増大はないとされる。コントロールが可能ながらも、ペルツズマブを追加することで下痢を含む副作用の頻度が増え、医療コストが増えるため、適応は慎重に検討したい。　　　　　　　　　　　　　　　　　　　　　　　（中村翔平、奥屋俊宏）

このレジメンで特に注意したい副作用　(Swain SM, et al. *Lancet Oncol* 2013；14(6)：461-471.)

副作用・発現頻度	発現時期	ポイント
下痢 **67%**	投与 1～2週	・止瀉薬で対応 ・こまめな水分摂取を励行 p166
脱毛 **60%**	投与 2～3週	・アピアランスケア、ウィッグ・帽子・バンダナなどの用意 p170
好中球減少 **53%**	投与 8～10日	・うがい、手洗いなどの感染予防策を実施 p158
悪心・嘔吐 **40%**	投与～1週	・制吐薬で対応 p162

その他の副作用

● 皮疹 p172
● 口腔粘膜炎 p164
● 倦怠感
● 食欲不振
● 発熱性好中球減少症（FN） p160
● 浮腫
● 左室機能不全 p182
● 間質性肺疾患
● インフュージョンリアクション p178

ケア・患者指導のポイント

準備・投与前

①アルコール不耐症の確認
★ アルコール成分が含まれるため

②心機能の評価
★ 投与開始前に心エコーなどによりLVEFが十分保たれていることを確認

③副作用の確認（2サイクル目以降）
★ 前回投与後の副作用症状（骨髄抑制、浮腫など）を確認
★ 骨髄機能を確認
★ 浮腫の発現に注意。総投与量が400mg/m^{2}を超えると発現頻度が高まるため

投与中

①インフュージョンリアクションの観察
★ 投与中または投与開始24時間以内に多く発現する。2回目以降でも発現する場合があるため注意
★ 発熱、悪寒、呼吸困難などの発現に注意し、症状がある場合はすぐに伝えるよう説明
★ 初回は90分（ペルツズマブは60分）かけて投与し、忍容性があれば2回目以降は30分まで短縮可能

②抗がん薬の血管外漏出に注意
★ 壊死起因性抗がん薬のため、血管痛、穿刺部位の発赤／腫脹を確認

投与後

①心機能評価の確認
★ 心障害、うっ血性心不全が起こることがあるため、定期的に心エコーなどにより心機能を評価
★ 動悸・息切れ・頻脈などの症状が発現していないか確認

②感染症、下痢に注意

③アルコールに注意
★ パクリタキセルにはアルコール成分が含まれるため、自動車での通院など運転は避けるように注意する

（渡邉貴子）

DTX＋RAM

ディーティーエックス　ラム

代表的なレジメン：DTX＋RAM

同時に参照：DTX単剤 p64 、RAM単剤 p132

薬剤名	用法用量	Day 1	〜	21
ドセタキセル（DTX） （タキソテール®）催吐軽 EV高	60mg/m² 点滴静注（60分）	●		
ラムシルマブ（RAM） （サイラムザ®）催吐最小 EV低	10mg/kg 点滴静注（60分）	●		

［ 適応・特徴 ］

● 肺がん：ドライバー遺伝子変異／転座陰性Ⅳ期非小細胞肺がんに対する二次治療として推奨される。ただし高齢患者（75歳以上）やPS2の症例ではラムシルマブの併用は推奨されていない

● サイクル：1コース3週間、病勢増悪まで継続

投薬管理のポイント

● ルートの注意点：ラムシルマブはタンパク質透過型フィルター（0.2または0.22μm）を使用する。ドセタキセルは輸液ルートへの吸着はほとんどなし

● 併用禁忌：なし

● 併用注意：下表を参照

ドセタキセルの 血中濃度上昇	・アゾール系抗真菌薬（ミコナゾールなど） ・エリスロマイシン、クラリスロマイシン	・シクロスポリン ・ミダゾラム
放射線照射	・放射線肺臓炎、骨髄抑制の増強	

● 支持療法：下表を参照

催吐性リスク（軽）	デキサメタゾン6.6mg（day1）
インフュージョン リアクション予防	d-クロルフェニラミン注5mg

● よくあるトラブル対応：下表を参照

配合変化	・ラムシルマブは5％ブドウ糖溶液での溶解・希釈は不可。必ず生理食塩水を使用
溶解後の安定性	・ドセタキセルは室温散光下で約4時間安定。結晶析出するため、すみやかに投与 ・ラムシルマブは冷所保存で24時間以内、室温保存で12時間以内に投与

ドクターの考え方

再発非小細胞がんに対して使用されるレジメンの1つである。無増悪生存期間は4〜5か月である。臨床試験の結果よりDTX単剤 p64 に比べて、全生存期間・無増悪生存期間の有意な延長を認めており併用して使用される。

DTX単剤と比較すると、骨髄抑制の副作用の割合が高く、FNの発現に注意が必要である。高齢者やPS2、気管浸潤や大血管浸潤などを伴う症例では、DTX単剤が選択される。

（大東　杏、細見幸生）

このレジメンで特に注意したい副作用 　(Garon EB, et al. *Lancet* 2014；384(9944)：665-673)

副作用・発現頻度	発現時期	ポイント
好中球減少 **38.9%**	投与7〜8日	● 日本人の発熱性好中球減少症（FN）の発現頻度は34% ● G-CSF製剤の一次予防投与を考慮 p160
出血（関連事象）**28.9%**	肺出血関連は8週目以内が多い	● 鼻出血が多く、消化管出血や肺出血の報告もあり ● Grade 3以上の出血では中止、再投与しない
高血圧 **10.2%**	2か月以内	● 症候性のGrade 2または3以上の高血圧では降圧薬を投与し、血圧コントロールが改善するまで休薬 p182
タンパク尿／ネフローゼ症候群 **3.3%**	全期間	● 尿定性検査を定期的に実施 ● 尿タンパク2＋以上は尿定量検査を行い、必要に応じ休薬、減量を考慮

その他の副作用

● 骨髄抑制 p158 　　● インフュージョンリアクション p178 　　● 下痢 p166

● 末梢性感覚ニューロパチー／関節痛・筋肉痛 　● 口腔粘膜炎 p164 　● 浮腫

● 脱毛 p170 　● 消化管穿孔 　● 血栓塞栓症 　● 創傷治癒遅延

ケア・患者指導のポイント

準備・投与前

① ラムシルマブによるインフュージョンリアクション対策の実施
★ ラムシルマブ投与時は抗ヒスタミン薬の前投与を考慮。Grade 1〜2のインフュージョンリアクションが続く場合、抗ヒスタミン薬に加えて解熱鎮痛薬および副腎皮質ホルモンの前投与追加を検討

② 副作用の確認（2サイクル目以降）
★ 前回投与後の副作用症状を確認
★ 骨髄機能、尿タンパク、血圧の推移を確認

投与中

① ラムシルマブ投与時はフィルターを使用
★ ラムシルマブは泡立ちやすいため、振盪させない

② ラムシルマブによるインフュージョンリアクションへの対応
★ Grade 1〜2の症状発現時は投与速度を50％に減速し、次回以降は抗ヒスタミン薬前投与かつ50％減速とする。Grade 3以上の場合はただちに投与を中止し、再投与不可

③ 抗がん薬の血管外漏出に注意
★ ドセタキセルは壊死起因性抗がん薬、ラムシルマブは非壊死性抗がん薬のため、点滴刺入部の違和感、疼痛、腫脹などがある場合はすぐに医療者へ報告するよう説明

投与後

● 感染症、出血、血圧上昇に注意
★ 感染予防策を指導し、出血に注意するよう説明
★ 自宅での血圧測定を指導

CHECK

・ドセタキセルの添付溶解液にはアルコールが含まれているため、投与後は自動車運転などを控えるよう指導する。事前にアルコール不耐症を聴取した場合は、調製方法の変更を依頼する。

・ラムシルマブは創傷治癒遅延リスクがあるため、手術後28日以内の投与は避ける。

（吉田　茜）

DTX＋S-1
ディーティーエックス　エスワン

代表的なレジメン：DTX＋S-1　　　同時に参照：S-1単剤 p138 、DTX単剤 p64

薬剤名	用法用量	Day 1	〜	14	〜	21
ドセタキセル (DTX) (タキソテール®) 催吐軽 EV高	40mg/m² 点滴静注	●				
テガフール・ギメラシル・オテラシル カリウム (S-1) (ティーエスワン®) 催吐軽	40mg or 50mg or 60mg/回 1日2回内服	● ● ●	投与 →			

[適応・特徴]

● 胃がん（術後補助化学療法）：1サイクル目に S-1単剤 p138 で治療後、2〜7サイクル目に本レジメンを行い、8サイクル目からはS-1単剤で治療する

● 胃がん（切除不能・進行）：一次治療の標準治療は、フッ化ピリミジン系薬剤と白金製剤の併用療法であるが、本レジメンは白金製剤が使えない場合や外来治療を希望する場合に、条件付きで推奨される

● サイクル：1コース3週間、術後補助化学療法ではTotal 7サイクル、切除不能・進行では病勢増悪まで継続

投薬管理のポイント

● 併用禁忌：フッ化ピリミジン系抗がん薬、フッ化ピリミジン系抗真菌薬

● 併用注意：下表を参照

・放射線照射	・クラリスロマイシン	・ワルファリン
・他の抗がん薬	・シクロスポリン	・トリフルリジン・チピラシル
・アゾール系抗真菌薬	・ミダゾラム	
・エリスロマイシン	・フェニトイン	

● レジメン併用経口薬：S-1

● 支持療法：下表を参照

催吐性リスク（軽）	デキサメタゾン
末梢神経障害	プレガバリン、デュロキセチン、ミロガバリン
浮腫	副腎皮質ホルモン

● よくあるトラブル対応：S-1を飲み忘れた場合、飲み忘れた分を飛ばして（服用せず）、次の分から服用する。副作用が強く現れるおそれがあるため、絶対に2回分を一度に飲まない

ドクターの考え方

　胃がんの術後補助化学療法で本レジメンが用いられる。術後1年間が投与期間の目安となる。術後補助化学療法の目的は、残存する微小転移の根絶による再発防止および、治癒率の向上である。したがって、術後早期の開始や、期間を限定しているため治療強度を保つ、といったことが意識される。

　年齢や副作用によっては、S-1単剤 p138 が選択されることもある。また、切除不能例に対する薬物療法と異なり、標的病変がなく、治療効果判定が難しいことも特徴的といえる。

（田村太一、下山　達）

このレジメンで特に注意したい副作用

（ティーエスワン®、タキソテール®添付文書）

副作用・発現頻度	発現時期	ポイント
骨髄抑制 70〜80%	投与 7〜14日	・減少の程度に応じてG-CSF製剤などの白血球増多剤の投与 ・発熱を伴う場合には、適切な抗菌薬の投与 ・その他必要に応じて、適切な感染予防策を実施 p158
脱毛 50〜60%	投与 2、3週〜	・高頻度で発現 p170
食欲不振、悪心・嘔吐 30〜60%	投与 1〜14日	・制吐薬をあらかじめ処方し、悪心発現の際はすぐに服用し遷延化させない p162
末梢神経障害 5〜50%	徐々に	・投与回数の増加とともに発現率が上昇 ・しびれなどの自覚症状に注意 p174

その他の副作用

- 全身倦怠感
- 下痢 p166
- 口腔粘膜炎 p164
- AST・ALT・ALP・LDH上昇
- 浮腫、爪障害、色素沈着・発疹 p172
- アレルギー反応 p178
- 流涙

ケア・患者指導のポイント

準備・投与前

①アルコール不耐症の確認
★ ドセタキセルの添付溶解液にはエタノールが含まれるため、アルコールに過敏な患者に投与する場合は、添付溶解液を使用せずに調製

②S-1の内服量を確認
★ 体表面積、腎機能により内服用量が異なるため

③副作用の確認（2サイクル目以降）
★ 前回投与後の副作用症状（骨髄抑制、末梢神経障害など）を確認
★ 骨髄抑制のGradeにより、投与の中止または延期が必要
★ 手足のしびれ、刺痛、焼けるような痛みなど末梢神経障害の有無を確認

投与中

①投与速度、投与時間の確認

②アレルギー症状に注意
★ ドセタキセルは、パクリタキセルに比べ頻度は低いが、アレルギー反応の発現に注意

③抗がん薬の血管外漏出に注意
★ ドセタキセルは壊死起因性抗がん薬のため、血管痛、穿刺部位の発赤／腫脹を確認

投与後

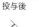

●アルコールに注意
★ 自動車の運転など危険を伴う機械の操作は避けるよう説明
★ S-1の内服を14日間続けることを忘れないように声がけ

CHECK

・現在、ドセタキセルはアルコールを含有しない製剤も発売されている。

（清 美奈）

durvalumab単剤 デュルバルマブ 応用例 CDDP/CBDCA＋VP-16＋durvalumab

代表的なレジメン：デュルバルマブ単剤

薬剤名	用法用量	Day 1	～	14
デュルバルマブ (イミフィンジ®)	10mg/kg (進展型小細胞肺がんの場合1,500mg/body) 点滴静注	●		

[適応・特徴]

● 肺がん：非小細胞肺がんの場合、根治的化学放射線療法後の維持療法として使用される。
　また、進展型小細胞肺がんの場合、白金系抗がん薬とエトポシドとの併用にて使用される

● サイクル：1コース2週間、非小細胞肺がんの場合はTotal最大1年で病勢増悪まで継続、
　進展型小細胞肺がんの場合はTotal4サイクル

投薬管理のポイント

● ルートの注意点：インラインフィルター（0.2または0.22μm）を使用する

● 併用禁忌：なし

● 併用注意：なし

● レジメン併用経口薬：なし

● 支持療法：なし

ドクターの考え方

　肺がんにおいて、白金製剤を併用した薬物療法を用いた根治的化学放射線療法後の維持治療目的に投与される免疫チェックポイント阻害薬である。臨床研究で化学放射線療法終了後42日以内の開始が規定されており、これに準じて治療を開始する。早期の維持療法開始が有効とされているため、化学放射線療法による副作用がなければ早期に治療を開始する。デュルバルマブを上乗せすることにより、12か月後の無増悪生存期間はプラセボ群と比較すると、55.9％と35.3％、18か月の時点では44.2％と27.0％と有意に良好な結果となっている。

　免疫チェックポイント阻害薬や分子標的薬の登場で、現在では多くの臨床試験が活発に行われるようになった。特に肺がんは開発のスピードが速く、毎年のように標準治療が新しくなっている。

（大東　杏、細見幸生）

このレジメンで特に注意したい副作用 (日本臨床腫瘍学会編：がん免疫療法ガイドライン第2版、2019)

副作用・発現頻度	発現時期	ポイント
大腸炎 30〜40%	全期間	・早期発見・早期治療が大切（以下の副作用も同様） ・持続する下痢、粘血便、血便、腹痛などに注意
内分泌障害 2〜25%	全期間	・疲労感、食欲低下、徐脈、体重増加などに注意
間質性肺疾患 0〜10%	全期間	・初期症状は、咳嗽・息切れ・呼吸困難・発熱など ・異常が認められた場合には投与を中止し、胸部X線などの検査を行い、副腎皮質ホルモンを投与するなど適切な処置を行う ・定期的に検査を行うなど十分観察する
I型糖尿病 1％未満	全期間	・口渇、多飲、多尿、易疲労感などに注意

その他の副作用

- 皮膚障害 p172
- 肝障害、肝炎
- 腎障害
- 神経障害
- 横紋筋融解症、筋炎

- 膵炎
- 脳炎、骨髄炎
- 心筋炎 p182
- 血球貪食症候群
- インフュージョンリアクション p178

ケア・患者指導のポイント

準備・投与前

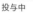

① 副作用の確認（2サイクル目以降）
★ 前回投与後の副作用症状を確認
★ 血液データで肝腎機能、骨髄抑制、血糖推移、内分泌機能を確認
★ 胸部X線検査や胸部CTで間質性肺疾患の有無などを確認
★ 自覚症状で気になることがあれば、事前に医師に報告・相談

② 過去投与時のインフュージョンリアクションの有無を確認
★ 過去にインフュージョンリアクション歴がある場合、減速投与や前投与の追加を考慮

投与中

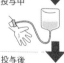

● インフュージョンリアクションの発現に注意
★ 発熱、悪寒、頭痛、発疹、呼吸困難、血圧低下などの初期症状を観察

投与後

① 免疫関連有害事象（irAE）p103 に注意
★ 投与期間中だけでなく、投与期間終了後も irAE が発現する可能性あり
★ 副作用の自覚症状が現れた場合、早期に医療者へ相談

🗴 CHECK

・注意すべき副作用は多岐にわたるため、治療日誌などのツールを活用し、副作用確認を行うように指導する。

（松尾拓馬）

erlotinib単剤

エ ル ロ チ ニ ブ

応用例 erlotinib＋Bev、erlotinib＋GEM

代表的なレジメン：エルロチニブ単剤

薬剤名	用法用量	Day 1	～
エルロチニブ (タルセバ®) 催吐 最小	1回150mg 1日1回、空腹時に内服	●	投与 →

[適応・特徴]

● 肺がん：EGFR遺伝子変異陽性の手術不能または再発非小細胞肺がんに対する一次治療として使用される。全身状態不良例や高齢者における有効性の報告がある。**エルロチニブ＋ベバシズマブ（Bev）**もEGFR遺伝子変異陽性IV期非小細胞肺がんにおける一次治療の選択肢となっている

● サイクル：連日内服、病勢増悪まで継続

投薬管理のポイント

● 併用禁忌：なし

● 併用注意：下表を参照

エルロチニブの血中濃度上昇	・CYP3A阻害薬（イトラコナゾール、クラリスロマイシン、リトナビルなど） ・グレープフルーツ（ジュースを含む） ・CYP1A2阻害薬（シプロフロキサシン）
エルロチニブの血中濃度低下	・CYP3A誘導薬（リファンピシン、フェニトイン、カルバマゼピンなど） ・セントジョーンズワートなどの健康食品・サプリメント　　　　　・喫煙
低胃酸状態の持続によるエルロチニブの吸収低下	・プロトンポンプ阻害薬（オメプラゾールなど） ・H2受容体拮抗薬（ファモチジンなど）
併用薬の副作用増強（INR上昇、出血）	・ワルファリン

● 支持療法：下表を参照

ざ瘡様皮疹、皮膚乾燥、爪囲炎	保湿剤、ステロイド外用剤、内服抗菌薬
下痢	ロペラミド

● よくあるトラブル対応：下表を参照

エルロチニブの内服を忘れたとき	・内服を忘れた場合は、服薬日誌に記録し、次回受診時に医師へ伝えるよう指導する ・内服を忘れた当日は、その日の内服可否を医師に確認する。翌日に気づいた場合は、忘れた分は服用せず、次の時間に1回分を服用する
食事の影響	・食後内服によりエルロチニブの血中濃度が上昇する可能性がある。1日1回、食事の少なくとも1時間以上前、もしくは食後2時間以上を経過した空腹時に服用 ・グレープフルーツ（ジュースを含む）の摂取は避ける ・健康食品・サプリメントは摂取前に必ず使用可否を確認するよう説明
喫煙の影響	・喫煙はエルロチニブのCYP1A2による代謝を誘導するため、禁煙を指導

このレジメンで特に注意したい副作用 (Rosell R, et al. *Lancet Oncol* 2012；13(3)：239-246)

副作用・発現頻度	発現時期	ポイント
発疹 **80.0%**	発疹：6～9日 皮膚乾燥：15～32日 爪囲炎：34～49日	● スキンケア（清潔、保湿、保護）が基本 ● 投与量に依存するため、休薬、減量で対応 **p172**
下痢 **57.0%**	投与7～14日	● 止瀉薬で対応。こまめな水分摂取を励行 ● ベースラインと比べて4回以上の排便回数となる場合は休薬、減量を考慮 **p166**
肝酵素上昇 **6.0%**	投与10～13日	● 定期的に肝機能検査を実施
間質性肺疾患 **1.0%**	全期間	● 息切れ、呼吸困難感、空咳などの症状があれば、内服を中止。ステロイドパルス療法を実施（4週間以内の発現が多いとの報告あり）

その他の副作用

● 骨髄抑制 **p158**
● 倦怠感
● 悪心 **p162**
● 食欲不振 **p176**

● 口腔粘膜炎 **p164**
● 角膜穿孔、角膜潰瘍
● 消化管穿孔

ケア・患者指導のポイント

内服前

●副作用、内服状況の確認（2サイクル目以降）
★ 前回投与後の副作用症状を確認
★ 肝機能を確認し、倦怠感、掻痒、黄疸などの症状があれば医師に報告
★ 皮膚障害（発疹、皮膚乾燥、爪囲炎など）の発現状況、スキンケアの実施状況を確認
★ 下痢は排便回数、止瀉薬の使用状況を確認
★ 息切れ、呼吸困難感、空咳、発熱など間質性肺疾患を疑う症状があれば医師に報告

内服期間中

●皮膚障害、下痢、間質性肺疾患に注意
★ スキンケアについて事前に指導しておく。ステロイド外用剤の使い分けや塗布方法、爪囲炎に対するテーピング法について説明
★ 止瀉薬の使用方法、こまめな水分摂取を指導
★ 間質性肺疾患を疑う症状、下痢や悪心に伴う脱水症状（めまい、頭痛、尿量減少など）があれば内服を中止し、すみやかに医療者に連絡するよう説明

CHECK

・エルロチニブ＋ゲムシタビン（GEM）は、治癒切除不能な膵がんに対する一次治療に用いられる。この場合、肺がんと用量が異なる（1日1回100mg）ことに注意する。

ドクターの考え方

　EGFR遺伝子変異陽性の進行期非小細胞がんで使用される第一世代のチロシンキナーゼ阻害薬である。現在は第二世代のチロシンキナーゼ阻害薬であるオシメルチニブ **p122** の登場により、新規の症例においては使用されなくなっている。オシメルチニブ登場前に導入された症例においては、継続して使用されている。　　　　　　　　　　　　　　　　　　　　　（大東 杏、細見幸生）

（吉田 茜）

FOLFIRI

フォル フィリ

応用例 Bev＋FOLFIRI、Pmab＋FOLFIRI、FOLFIRI＋RAM、Cmab＋mFOLFOX6

代表的なレジメン：FOLFIRI

同時に参照：FOLFOXIRI p84

薬剤名	用法用量	Day 1	～	14
イリノテカン（CPT-11） （トポテシン®、カンプト®）催吐中 EV中	180mg/m² (150mg/m²)* 点滴静注	●		
フルオロウラシル（5-FU） 催吐軽 EV中	400mg/m² 急速静注	●		
レボホリナート（ℓ-LV） （アイソボリン®）	200mg/m² 点滴静注	●		
フルオロウラシル（5-FU） 催吐軽 EV中	2,400mg/m² 持続静注（46時間）	●		●

＊イリノテカンの用量について：海外では180mg/m²が標準。日本で行われた第Ⅰ相試験では180mg/m²であったが、承認用量は150mg/m²となっている。このため、150mg/m²で投与する施設も存在する

[適応・特徴]

● **大腸がん**：切除不能進行・再発の大腸がんの一次治療。一次治療における奏効率は、FOLFOX p82 と同等で、副作用の現れ方（プロファイル）の差から選択される

● **サイクル**：1コース2週間、病勢増悪まで継続

投薬管理のポイント

● **ルートの注意点**：加圧式医薬品注入器のため、中心静脈注射または皮下埋め込み型中心静脈アクセスポート（CVポート）を使用する

● **併用禁忌**：S-1、アタザナビル

● **併用注意**：下表を参照

・ワルファリン	・CYP3A4阻害薬	・ラパチニブ
・フェニトイン	・CYP3A4誘導薬	・レゴラフェニブ
・トリフルリジン・チピラシル	・ソラフェニブ	

● **支持療法**：下表を参照

催吐性リスク（中）	5-HT₃受容体拮抗薬、デキサメタゾン
下痢	早発型：アトロピン、ブチルスコポラミンなど
	遅発型：ロペラミド
皮膚障害	ステロイド外用剤、保湿剤

● **合併症対策**：腹膜播種による腸管蠕動不良から生じる便秘に対して、緩下剤（酸化マグネシウム、センノシド）

● **よくあるトラブル対応**：加圧式医薬品注入器のため、適切に持続注入されているか確認が必要

💧CHECK

・イリノテカンによる下痢については CapeIRI p38 を参照

このレジメンで特に注意したい副作用 (Tournigand C, et al. *J Clin Oncol* 2004：22(2)：229-237)

副作用・発現頻度	発現時期	ポイント
好中球減少 **24%**	投与1〜2週 **晩期性あり**	● うがい、手洗いなどの感染症対策を講じる p158
下痢 **14%**	投与〜1週	● 早発型：投与中〜投与直後に生じる（一過性） ● 遅発型：投与後24時間以降に生じる p166
悪心 **13%**	投与〜1週 **晩期性あり**	● 中等度リスクではあるが、特に慎重な対応が必要(イリノテカンを含む多剤併用レジメンの催吐性リスクは、オキサリプラチンを含む多剤併用レジメンより高いという報告が多い) p162

その他の副作用

● 骨髄抑制（赤血球、血小板） p158
● 感染症（発熱性好中球減少症〈FN〉） p160
● 皮膚粘膜障害
● 口腔粘膜炎 p164
● 脱水
● 疲労

Part **1** □ **F** FOLFIRI

ケア・患者指導のポイント

準備・投与前

①悪心の予防
★ 前投薬の確実な実施
②副作用の確認（2サイクル目以降）
★ 前回投与後の副作用症状を確認
★ 血液データで骨髄機能を確認し、感染予防ケアを実施
★ 悪心、下痢などの粘膜障害に注意。体重減少が起きているようであれば、制吐薬などの見直し

投与中

①抗がん薬の血管外漏出に注意
★ 血管痛、穿刺部位の発赤／腫脹を観察
②持続注入できているか、定期的に確認

投与後

● 蓄積・晩期毒性に注意
★ 粘膜：下痢、腹痛
★ 手足症候群
★ 脱毛：投与後、2〜3週間で発現。薬剤投与を中止すると徐々に回復

ドクターの考え方

　FOLFOXと並び、大腸がんの中心となるレジメンである。治療効果が同等であるため、どちらを初回治療に使うか、医師によって選択が分かれるところである。使用の順番によらず、可能な限りイリノテカンやオキサリプラチンのレジメンを使い切っていくことで、大腸がんにおいては予後の延長効果が期待できる。CVポート造設への拒否感や服薬アドヒアランスなど、患者背景を考慮しながら5-FUはカペシタビンやS-1へ置き換えられることもある。ただし、エビデンスの観点から併用する血管新生阻害薬にラムシルマブやアフリベルセプトを選択する場合は、本レジメンが採用される。

（田村太一、下山 達）

FOLFIRINOX

フォルフィリノックス

応用例 mFOLFIRINOX

代表的なレジメン：FOLFIRINOX

同時に参照：FOLFIRI p78

薬剤名	用法用量	Day 1	2	3	〜	14
オキサリプラチン（L-OHP） （エルプラット®）催吐中 EV中	85mg/m² 点滴静注（2時間）	●				
レボホリナート（ℓ-LV） （アイソボリン®）	200mg/m² 点滴静注（2時間）	●				
イリノテカン（CPT-11） （トポテシン®）催吐中 EV中	180mg/m² 点滴静注（90分）	●				
フルオロウラシル（5-FU） 催吐軽 EV中	400mg/m² 点滴静注（全開）	●				
フルオロウラシル（5-FU） 催吐軽 EV中	2,400mg/m² 持続静注（46時間）	●→ 投与 →				

[適応・特徴]
- 膵がん：治療切除不能な膵がんに使用される
- サイクル：1コース2週間、病勢増悪まで継続

投薬管理のポイント

- 投与時間：イリノテカンはレボホリナート開始30分後から投与する
- ルートの注意点：皮下埋め込み型中心静脈アクセスポート（CVポート）p184 で投与する
- 併用禁忌：S-1、アタザナビル
- 併用注意：下表を参照

・フェニトイン	・CYP3A4阻害薬・誘導薬	・放射線照射
・ワルファリン	・他の抗がん薬	・末梢性筋弛緩薬

- レジメン併用経口薬：なし
- 支持療法：催吐性リスク（高度）のため、選択的NK₁受容体拮抗薬（アプレピタントまたはホスアプレピタント）、5-HT₃受容体拮抗薬（パロノセトロン）、デキサメタゾン

ドクターの考え方

殺細胞性抗がん薬を3剤併用したレジメンである。骨髄抑制をはじめとした毒性が強く、100%量をスケジュールどおりに投与できる患者は少ない。国内では5-FU、イリノテカンを減量したmodified FOLFIRINOX（mFOLFIRINOX）と呼ばれるレジメンで運用されることが多い。負担が強く、若年でPS良好な例に考慮される。

現時点では一次治療としてGEM＋nabPTX p92 と本レジメンどちらも標準治療とされている。GEM＋nabPTXに対するメリットは、通院頻度が2週間に1回でよい点、デメリットとしては5-FU投与のためCVポートが必須となる点が挙げられる。患者の全身状態や希望に沿って、どちらかを選択する。

（田村太一、下山　達）

このレジメンで特に注意したい副作用 (Conroy T, et al. *N Engl J Med* 2011；364：1817-1825)

副作用・発現頻度	発現時期	ポイント
骨髄抑制 80〜90%	投与1〜2週	• Grade 3以上の好中球減少および血小板減少は1〜2サイクル目で発現頻度が高い • 頻回に血液検査を実施 • うがい、手洗い、マスクの着用などの感染予防を行うよう指導 p158
悪心・嘔吐 60〜80%	投与〜1週	• アプレピタントまたはホスアプレピタント＋パロノセトロン＋デキサメタゾンを予防投与 p162
下痢 73.3%	投与〜1週	• 早期型と遅発型がある p166 • **早発型**：投与中〜投与直後に発現 • **遅発型**：投与後24時間以降〜2週間に発現
末梢神経障害 70.5% 蓄積	全期間 蓄積	• オキサリプラチンによる末梢神経障害として、急性障害（投与直後〜数日以内）と慢性障害（蓄積性）がある p174 • **急性障害**：寒冷刺激を避けるよう指導 • **慢性障害**：総投与量の増加とともに発現

その他の副作用

● 口腔粘膜炎 p164　　　● 過敏症 p178
● 食欲不振

ケア・患者指導のポイント

準備・投与前

① 副作用の確認（2サイクル目以降）
★ 前回投与後の副作用症状（骨髄抑制、末梢神経障害など）を確認
② 前投薬の確実な実施

投与中

● コリン様症状、過敏症に注意
★ イリノテカン投与中のコリン様症状（下痢・腹痛・鼻汁など）の発現を確認
★ 必要時、ブチルスコポラミンを投与（既往歴に緑内障、前立腺肥大症がないか確認が必要）

投与後

● 副作用に注意
★ 骨髄抑制
★ 末梢神経障害の増悪・発現に注意（急性障害、慢性障害）

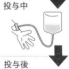

CHECK

・mFOLFIRINOXの有効性、安全性を検討した試験は国内外で実施されている。国内では、5-FUの急速静注を省略し、イリノテカン180mg/m²を150mg/m²へ減量した第Ⅱ相試験の報告があり、FOLFIRINOX試験で認められた22%の発熱性好中球減少症（FN）は8.7%となり、抗腫瘍効果は同等であった。

（殿村直也）

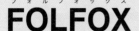

FOLFOX

フォルフォックス

応用例 Bev＋mFOLFOX6、Pmab＋mFOLFOX6

代表的なレジメン：mFOLFOX6　　　　　　　　　　　　　同時に参照：FOLFOXIRI p84

薬剤名	用法用量	Day 1	〜	14
オキサリプラチン（L-OHP） （エルプラット®）催吐 中 EV 中	85mg/m² 点滴静注	●		
フルオロウラシル（5-FU） 催吐 軽 EV 中	400mg/m² 急速静注	●		
レボホリナート（ℓ-LV） （アイソボリン®）	200mg/m² 点滴静注	●		
フルオロウラシル（5-FU） 催吐 軽 EV 中	2,400mg/m² 持続静注（46時間）	●		

[適応・特徴]

● **大腸がん**：切除不能進行・再発の大腸がんの一次治療、または術後化学療法として推奨される。ベバシズマブが併用されることが多い（Bev＋mFOLFOX6）。オキサリプラチンを含む術後6か月の治療が標準治療である

● **その他**：経口投与のできない進行胃がんや進行食道がんにおいても使われることがある

● **サイクル**：1コース2週間、病勢増悪まで継続

投薬管理のポイント

● **ルートの注意点**：加圧式医薬品注入器のため、中心静脈注射または皮下埋め込み型中心静脈アクセスポート（CVポート）p184 を使用する

● **併用禁忌**：S-1

● **併用注意**：フェニトイン、ワルファリン、トリフルリジン・チピラシル

● **レジメン併用経口薬**：なし

● **支持療法**：下表を参照

催吐性リスク（中）	5-HT₃受容体拮抗薬、デキサメタゾン
下痢	ロペラミド
皮膚障害	ステロイド外用剤

● **合併症対策**：腹膜播種による腸管蠕動不良から生じる便秘に対して緩下剤（酸化マグネシウム、センノシド）

● **よくあるトラブル対応**：加圧式医薬品注入器のため、適切に持続注入されているか確認が必要

ドクターの考え方

大腸がんで使用頻度が高いレジメンである。胃がんにおいても原発巣による狭窄のため、経口のフッ化ピリミジン系抗がん薬が使用できない場合などに選択されることがある。オキサリプラチンによる末梢神経障害や、5-FUの持続静注のためインフューザーポンプの管理が必要となる点に注意が必要である。セツキシマブやパニツムマブ、ベバシズマブなどの分子標的薬と併用されることが多く、各分子標的薬の副作用対策、インフュージョンリアクションへの対応を把握しておく。

（田村太一、下山　達）

このレジメンで特に注意したい副作用 (Allegra CA, et al. *J Clin Oncol* 2009；27(20)：3385-3390)

副作用・発現頻度	発現時期	ポイント
好中球減少 **33%**	投与1〜2週 **晩期性あり**	• うがい、手洗いなどの感染予防策を実施 p158
末梢神経障害 **14%**	全期間 **蓄積**	• オキサリプラチン投与後5日間程度は冷気を回避 • 手足症候群との混同に注意 p174
下痢 **10%**	投与1〜2週 **蓄積**	• ロペラミドを投与しても48時間以内に下痢が改善しなければ、減量も検討 p166
アレルギー反応 **5%**	全期間	• バイタルサイン・症状を確認 p178

その他の副作用

● 骨髄抑制（赤血球、血小板）p158
● 感染症（発熱性好中球減少症〈FN〉）p160
● 悪心 p162
● 口腔粘膜炎 p164
● 手足症候群

● 疲労
● 疼痛
● 静脈血栓塞栓症 p180
● 脱水

ケア・患者指導のポイント

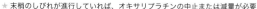

準備・投与前	①悪心の予防

準備・投与前

①悪心の予防
★ 前投薬の確実な実施
②副作用の確認（2サイクル目以降）
★ 前回投与後の副作用症状を確認
★ 血液データで骨髄機能を確認し、感染予防ケアを実施
★ 悪心、下痢などの粘膜障害に注意。体重減少が起きているようであれば、制吐薬などの見直し
★ 末梢のしびれが進行していれば、オキサリプラチンの中止または減量が必要

投与中

①抗がん薬の血管外漏出に注意
★ 血管痛、穿刺部位の発赤／腫脹を観察
②オキサリプラチンの過敏反応に注意
③持続注入できているか、定期的に確認

投与後

●蓄積毒性に注意
★ 粘膜：下痢、腹痛
★ 神経：知覚障害、神経痛
★ 手足症候群

🧴 CHECK

・治療を中断させないため、皮膚、粘膜障害に対するセルフケアを行えるようにする。
・神経障害予防のため、治療後5日程度は冷気（エアコンの冷風、冬の外気など）に当たらないよう促す。

（奥村俊一）

FOLFOXIRI

フォルフォキシリ

応用例 mFOLFOXIRI、Bev＋mFOLFOXIRI、Cmab＋mFOLFOXIRI

代表的なレジメン：mFOLFOXIRI　　　**同時に参照：FOLFOX** p82 、**FOLFIRI** p78

薬剤名	用法用量	Day 1	2	3	～	14
イリノテカン（CPT-11） （トポテシン®、カンプト®）催吐中 EV中	150mg/m² 点滴静注	●				
オキサリプラチン（L-OHP） （エルプラット®）催吐中 EV中	85mg/m² 点滴静注	●				
レボホリナート（ℓ-LV） （アイソボリン®）	200mg/m² 点滴静注	●				
フルオロウラシル（5-FU） 催吐軽 EV中	2400mg/m² 持続静注（48時間）	●	投与 ⟶			

[適応・特徴]

● **大腸がん**：切除不能進行・再発の大腸がんの一次治療、または術前化学療法として推奨される。ベバシズマブが併用されることが多い（Bev＋mFOLFOXIRI）。オキサリプラチンを含む術後6か月の治療が標準治療である

● **サイクル**：1コース2週間、病勢増悪まで継続

投薬管理のポイント

● **ルートの注意点**：加圧式医薬品注入器のため、中心静脈注射または皮下埋め込み型中心静脈アクセスポート（CVポート）p184 を使用する

● **併用禁忌**：S-1、アタザナビル

● **併用注意**：下表を参照

・ワルファリン	・トリフルリジン・チピラシル	・CYP3A4誘導薬	・ラパチニブ
・フェニトイン	・CYP3A4阻害薬	・ソラフェニブ	・レゴラフェニブ

● **レジメン併用経口薬**：なし

● **支持療法**：下表を参照

催吐性リスク（高）*	選択的NK$_1$受容体拮抗薬（アプレピタントまたはホスアプレピタント）、 5-HT$_3$受容体拮抗薬、デキサメタゾン
下痢	ロペラミド
皮膚障害	ステロイド外用薬、保湿剤

*FOLFOXIRIは、原則通りであれば中等度リスクであるが、類似レジメンのFOLFIRINOXに関しては、その催吐性の高さから国内第Ⅱ相試験もNK$_1$受容体拮抗薬を併用して行われており、海外でもNK$_1$受容体拮抗薬の使用が推奨されている。FOLFOXIRIも類似レジメンであり、海外の多くの試験で高い催吐性リスクが報告されているため、高度リスクとした[48]。

● **合併症対策**：腹膜播種による腸管蠕動不良から生じる便秘に対して緩下剤（酸化マグネシウム、センノシド）

● **よくあるトラブル対応**：加圧式医薬品注入器で適切に持続注入されているか確認が必要

ドクターの考え方

例えるならFOLFOX p82 とFOLFIRI p78 を合体させたレジメンであり、毒性は強い。大腸がんにおいては本レジメンの奏効により手術移行を狙うケースもあり、その場合は適切な支持療法で治療強度を保つことが求められる。臨床試験でのプロトコルでは、最大12サイクル、以降はオキサリプラチン、イリノテカンを省略した維持療法を行っており、実臨床でもこれに則る。下痢、骨髄抑制などの管理に加え、ベバシズマブを併用する場合は高血圧やタンパク尿、血栓症にも注意が必要であり、高い管理能力が求められる。

（田村太一、下山　達）

このレジメンで特に注意したい副作用 (Loupakis F, et al. *N Engl J Med* 2014；371(17)：1609-1618)

副作用・発現頻度	発現時期	ポイント
好中球減少 **50%**	投与1〜2週 **晩期性あり**	・うがい、手洗いなどの感染予防策を実施 p158
下痢 **19%**	投与〜1週	・早発型：投与中〜投与直後に生じる ・遅発型：投与後24時間以降に生じる p166
末梢神経障害 **5%**	全期間 **蓄積**	・オキサリプラチン投与後5日間程度は冷気を予防する p174 ・カペシタビンの手足症候群との混同に注意
悪心 **3%**	投与〜1週 **晩期性あり**	・アプレピタント推奨 p162

その他の副作用

- 骨髄抑制（赤血球、血小板） p158
- 感染症（発熱性好中球減少症〈FN〉） p160
- 口腔粘膜炎 p164
- 手足症候群
- 無力症
- アレルギー反応 p178
- 疲労

ケア・患者指導のポイント

準備・投与前

①悪心の予防
　★ 前投薬の確実な実施
②副作用の確認（2サイクル目以降）
　★ 前回投与後の副作用症状を確認
　★ 血液データで骨髄機能を確認し、感染予防ケアを実施
　★ 悪心、下痢などの粘膜障害に注意。体重減少が起きているようであれば、制吐薬などの見直し
　★ 末梢のしびれが進行していれば、オキサリプラチンの中止または減量が必要

投与中

①抗がん薬の血管外漏出に注意
　★ 血管痛、穿刺部位の発赤／腫脹を観察
②オキサリプラチンの過敏反応に注意
③持続注入できているか、定期的に確認

投与後

●蓄積・晩期毒性に注意
　★ 粘膜：下痢、腹痛
　★ 神経：知覚障害、神経痛
　★ 手足症候群
　★ 脱毛：投与後、2〜3週間で発現。薬剤投与を中止すると徐々に回復

🖐 CHECK

・治療を中断させないため、皮膚、粘膜障害に対するセルフケアを行えるようにする。
・神経毒性予防のため、治療後5日程度は冷気（エアコンの冷風や冬期の外気など）に当たらないよう促す。
・イリノテカンによる下痢についてはCapeIRI p38 を参照

（奥村俊一）

FP

応用例 FP＋Nivo、FP＋Tmab

代表的なレジメン：FP

薬剤名	用法用量	Day 1	2	3	4	5	6	～	21(28)
フルオロウラシル (5-FU) 催吐軽 EV中	800mg/m²/日 持続静注 (24時間)	●	●	●	●	●			
シスプラチン (CDDP) (ランダ®) 催吐高 EV中	80mg/m² 点滴静注 (2時間以上)	●							

[**適応・特徴**]

● 食道がん：術前化学療法、術後補助化学療法、遠隔転移を有する症例や再発例に使用される

● サイクル：術前化学療法（1コース3週間）または術後補助化学療法（1コース4週間）では2サイクル、遠隔転移を有する症例や再発例（1コース4週間）では病勢増悪まで継続

投薬管理のポイント

● ルートの注意点：シスプラチンは光により分解されるため遮光する

● 併用禁忌：S-1

● 併用注意：下表を参照

・抗がん薬	・バンコマイシン注射用	・ピレタニド
・放射線照射	・アムホテリシンB	・フェニトイン
・パクリタキセル	・フロセミド	・ワルファリン
・アミノグリコシド系抗菌薬	・頭蓋内放射線照射	・トリフルリジン・チピラシル

● レジメン併用経口薬：なし

● 支持療法：下表を参照

催吐性リスク（高）	・選択的NK₁受容体拮抗薬（アプレピタントまたはホスアプレピタント）、5-HT₃受容体拮抗薬、デキサメタゾン ・上記のほか、必要に応じ頓用の制吐薬を投与
補液	・水分摂取できない場合は、補液投与
利尿薬	・尿量確保、体重測定を行い、必要に応じ投与
口腔粘膜炎の予防	・含嗽液（アズレンスルホン酸ナトリウムなど）

ドクターの考え方

　食道がんにおいては、放射線照射との併用や術前化学療法として本レジメンを用いる場合、根治を目的としており、適切な支持療法で治療強度を保ちたいところである。また、HER2陽性胃がんの患者で内服が困難である場合、フッ化ピリミジン系薬剤として5-FUを選択する目的で、本レジメンとトラスツズマブを併用することがある。その場合、治療効果により内服が可能になった際は、QOLの観点からCapeOX **p40** へ変更することもある。尿量維持のための大量補液が必要であり、外来での施行はかなり難しく、入院での治療が多い。

(田村太一、下山　達)

このレジメンで特に注意したい副作用

（ランダ®添付文書、5-FU添付文書）

副作用・発現頻度	発現時期	ポイント
悪心・嘔吐 70～80%	投与 1～7日	・高度催吐性リスク ・定時の制吐薬だけでなく、頓用の制吐薬も使用 p162
骨髄抑制 10～40%	投与8日～	・白血球や好中球の減少により、易感染性となり発熱 ・うがい、手洗い、マスク着用など感染予防が必要 p158
腎障害 10～20%	投与1日～	・発現予防のため、水分摂取（目安：1日1.5～2L程度）を励行 ・必要に応じて、補液・利尿薬を投与
口腔粘膜炎 1～10%	投与8日～	・ブラッシング・うがいを行い、口腔内の清潔を保持 p164

その他の副作用

- 末梢神経障害 p174
- 聴覚障害
- 脱毛 p170
- 倦怠感
- AST上昇、ALT上昇、ALP上昇、LDH上昇
- 電解質異常
- 味覚異常 p176
- 色素沈着 p172
- 白質脳症

ケア・患者指導のポイント

準備・投与前

①悪心の予防
★ 前投薬の確実な実施
★ 高度催吐性リスクであるため、定時の制吐薬は必須

②副作用の確認（2サイクル目以降）
★ 前回投与後の副作用症状（骨髄抑制、末梢神経障害、聴覚障害など）を確認
★ Gradeにより、投与の中止または延期が必要
★ 末梢神経障害は、シスプラチン総投与量300mg/m² 以上で85%に頻度で発現
★ 聴覚障害は高音域で起こり、シスプラチン総投与量が300mg/m² を超えると頻発

投与中

①抗がん薬の血管外漏出に注意
★ 血管痛、穿刺部位の発赤／腫脹を確認

②シスプラチン注は遮光が必要

投与後

●副作用の予防
★ 消化器症状に応じて、頓用の制吐薬を投与
★ 水分摂取を促す。必要に応じて、補液・利尿薬を投与
★ 積極的な口腔ケアを励行

CHECK

・腎機能低下などでシスプラチンの投与に制限がある場合は、ネダプラチンの代用が行われることがある。ネダプラチンは血液毒性 p158 が強いため、注意が必要である。

（清 美奈）

gefitinib単剤

ゲフィチニブ

応用例 gefitinib＋CBDCA＋PEM

代表的なレジメン：ゲフィチニブ単剤

薬剤名	用法用量	Day 1	～
ゲフィチニブ（イレッサ®）催吐 最小	1回250mg 1日1回内服	●	投与 →

[適応・特徴]

● 肺がん：EGFR遺伝子変異陽性の手術不能または再発非小細胞肺がんに対する一次治療の選択肢。全身状態不良例や高齢者における有効性の報告がある。**ゲフィチニブ＋カルボプラチン（CBDCA）＋ペメトレキセド（PEM）**もEGFR遺伝子変異陽性IV期非小細胞肺がんにおける一次治療の選択肢となっている

● サイクル：連日内服、病勢増悪まで継続

投薬管理のポイント

● 併用禁忌：なし
● 併用注意：下表を参照

ゲフィチニブの血中濃度上昇	・CYP3A阻害薬（イトラコナゾール、エリスロマイシン、リトナビルなど） ・グレープフルーツ（ジュースを含む）
ゲフィチニブの血中濃度低下	・CYP3A誘導薬（リファンピシン、フェニトイン、カルバマゼピンなど） ・セントジョーンズワートなどの健康食品・サプリメント
低胃酸状態の持続によるゲフィチニブの吸収低下	・プロトンポンプ阻害薬（オメプラゾールなど） ・H2受容体拮抗薬（ファモチジンなど）
併用薬の副作用増強（INR上昇、出血）	・ワルファリン

● 支持療法：下表を参照

ざ瘡様皮疹、皮膚乾燥、爪囲炎	保湿剤、ステロイド外用剤、内服抗菌薬
下痢	ロペラミド

● よくあるトラブル対応：下表を参照

ゲフィチニブの内服を忘れた時	・内服を忘れた当日は、その日の内服可否を医師に確認する。翌日に気づいた場合は、忘れた分は服用せず、次の時間に1回分を服用する ・内服を忘れた場合は、服薬日誌に記録し、次回受診時に医師へ伝えるよう指導する
食事の影響	・食事に関係なく1日1回、毎日決まった時間に服用 ・グレープフルーツ（ジュースを含む）の摂取は避ける ・健康食品・サプリメントは摂取前に必ず使用可否を確認するよう説明

🧴 CHECK

・高齢者は無酸症が多いため、低胃酸状態の持続によるゲフィチニブの吸収低下が懸念される。できるだけ食後に内服するよう指導する。

このレジメンで特に注意したい副作用 (Mitsudomi T, et al. *Lancet Oncol* 2010；11(2)：121-128)

副作用・発現頻度	発現時期	ポイント
発疹 **85.1%**	発疹：1〜4週 皮膚乾燥：3〜5週 爪囲炎：6〜8週	・スキンケア（清潔、保湿、保護）が基本 ・投与量に依存するため、休薬、減量で対応 p172
肝機能上昇 **70.1%**	投与1〜2か月	・投与期間中は1〜2か月に1回肝機能検査を実施
下痢 **54.0%**	投与数日〜 4週間以内	・止瀉薬で対応し、こまめな水分摂取を励行 ・ベースラインと比べて4回以上の排便回数となる 　場合は休薬、減量を考慮 p166
間質性肺疾患 **2.3%**	全期間	・初期症状は、咳嗽・息切れ・呼吸困難・発熱など ・異常が認められた場合には投与を中止し、胸部X 　線などの検査を行い、副腎皮質ホルモンを投与す 　るなど適切な処置を行う ・定期的に検査を行うなど十分観察する 　（4週間以内の発現が多いとの報告がある）

その他の副作用

● 骨髄抑制 p158　　　　● 悪心 p162 、食欲不振 p176 　　　● 急性膵炎

● 倦怠感　　　　　　　● 口腔粘膜炎 p164 　　　　　　　　● 消化管穿孔

ケア・患者指導のポイント

内服前

● 副作用、内服状況の確認（2サイクル目以降）
★ 前回投与後の副作用症状を確認
★ 肝機能を確認し、倦怠感、掻痒、黄疸などの症状があれば医師に報告
★ 皮膚障害（発疹、皮膚乾燥、爪囲炎など）の発現状況、スキンケアの実施状況を確認
★ 排便回数、止瀉薬の使用状況を確認
★ 息切れ、呼吸困難感、空咳、発熱など間質性肺疾患の症状があれば医師に報告

内服期間中

● 皮膚障害、下痢、間質性肺疾患に注意
★ スキンケアについて事前に指導しておく。ステロイド外用剤の使い分けや塗布方法、爪
　囲炎に対するテーピング法について説明
★ 止瀉薬の使用方法、こまめな水分摂取を指導
★ 間質性肺疾患を疑う症状（上記）、下痢や悪心に伴う脱水症状（めまい、頭痛、尿量減少
　など）があれば内服を中止し、すみやかに医療者に連絡するよう説明

ドクターの考え方

第一世代のEGFRチロシンキナーゼ阻害薬である。進行期非小細胞がんにおいて、遺伝子変異が陽性で対応する分子標的薬がある場合には、明らかな抗腫瘍効果を示すことが多い。EGFR遺伝子変異陽性肺がんでは、殺細胞性抗がん薬との比較により、奏効率の増加や無増悪生存期間、全生存期間すべてにおいて延長が報告されている。そのため、若年者や非喫煙者などでは特に遺伝子変異を治療前に測定する場合が多い。PS不良例に対しては、エルロチニブよりもゲフィチニブが推奨されている。現在は第三世代のチロシンキナーゼ阻害薬であるオシメルチニブ p122 の登場により、新規の症例においては使用されなくなっている。オシメルチニブ登場前に導入された症例においては継続して使用されている。第一・二世代EGFR阻害薬においては、増悪時（薬剤耐性時）にEGFR遺伝子T790M変異が陽性となる場合があり、その際にはオシメルチニブが奏効する。

（大東　杏、細見幸生）

（吉田　茜）

gemcitabine（GEM）単剤 応用例 S-1、CDDP、GEM＋DTXなど

ゲムシタビン　ジェム

代表的なレジメン：GEM単剤　　同時に参照：CDDP＋GEM p50　DTX＋GEM p60

薬剤名		用法用量*	Day 1	～	8	～	15	～	21	22	～	28
ゲムシタビン（GEM）（ジェムザール®）催吐軽 EV中	A法	1回1,000mg/m²を30分かけて点滴静注	●		●		●			休薬		
	B法	1回1,250mg/m²を30分かけて点滴静注	●		●							

＊投与量は、患者の状態により適宜減量

[適応・特徴]

● **膵がん、胆道がん、尿路上皮がん、卵巣がん、悪性リンパ腫**：膵がん、胆がん、尿路上皮がん、がん薬物療法後に増悪した卵巣がん、再発または難治性の悪性リンパ腫に使用される（A法）
● **肺がん**：非小細胞肺がんに使用される（単剤投与の場合はA法、シスプラチンと併用の場合はB法もできる）
● **乳がん**：手術不能または再発乳がんに使用される（B法）
● **サイクル**：上記AまたはB法を1コース、病勢増悪まで継続

投薬管理のポイント

● **ルートの注意点**：なし
● **併用禁忌**：胸部放射線照射
● **併用注意**：腹部放射線照射、他の抗がん薬
● **レジメン併用経口薬**：なし
● **支持療法**：催吐性リスク（軽度）に対してデキサメタゾン
● **よくあるトラブル対応**：ゲムシタビン投与中は注射部位反応（静脈炎、疼痛、紅斑）を生じる場合があるため、十分に注意する CHECK

ドクターの考え方

　現在、切除不能膵がんに対する一次治療はGEM＋nabPTX p92 またはFOLFIRINOX p80 といった多剤併用レジメンである。本レジメンはそれらが登場する前の標準治療であり、現在はPSや年齢から強度のある治療が困難である場合や、パクリタキセル アルブミン懸濁型（nabPTX）のしびれをはじめとした副作用に対して不耐である場合に、単剤での投与が検討される。単剤になると大幅に毒性が軽減されると考えてしまいそうだが、重篤な間質性肺疾患や比較的頻度の高い骨髄抑制のリスクがあるため注意する。　　　　　　　　　　　　　（田村太一、下山　達）

このレジメンで特に注意したい副作用　(日本イーライリリー株式会社：ジェムザール®添付文書)

副作用・発現頻度	発現時期	ポイント
骨髄抑制 40〜70%	投与2〜3週	● 減少の程度に応じて、G-CSF製剤などの白血球増多剤の投与 ● 発熱を伴う場合には、適切な抗菌薬の投与 ● その他必要に応じて、適切な感染症対策を実施 p158
注射部位反応 1〜10%未満	投与中	● 静脈炎、疼痛、紅斑を生じる ● 血管痛を生じた場合は、溶液の希釈や注射部位に温罨法を実施 p180
間質性肺疾患 1%	全期間	● 初期症状は、咳嗽・息切れ・呼吸困難・発熱など ● 異常が認められた場合には投与を中止し、胸部X線などの検査を行い、副腎皮質ホルモンを投与するなど適切に処置 ● 定期的に検査を行うなど十分に観察

その他の副作用

● 食欲不振、悪心・嘔吐 p162
● 総タンパク低下、電解質異常、アルブミン低下
● AST上昇、ALT上昇、LDH上昇、ALP上昇

● 発疹
● 疲労感、発熱、インフルエンザ様症状、放射線照射リコール反応 p66 、血小板増加

ケア・患者指導のポイント

準備・投与前

① 副作用の確認（2サイクル目以降）
★ 前回投与後の副作用症状（骨髄抑制、間質性肺疾患など）を確認
★ 骨髄抑制のGradeにより、投与の中止または延期が必要
★ 間質性肺疾患の自覚症状のモニタリングとともに、定期的な検査の有無を確認
② 投与速度、投与時間の確認
★ 投与時間は30分（60分以上の投与時間で副作用が増強した報告あり）

投与中

① 点滴静脈内投与で投与時間に注意
★ 皮下・筋肉内には投与しない
★ 投与時間は30分（60分以上の投与時間で副作用が増強した報告あり）
② 投与時間、血管痛の有無に注意
★ 投与部位を観察、適宜声かけをする

投与後

① 血管痛の有無を確認
② 間質性肺疾患の自覚症状の再確認
★ 自覚症状がある場合は、すぐに医療者へ連絡するよう説明

CHECK

・注射部位反応を観察し、溶液のさらなる希釈や温罨法の実施など、適切に対応する。

（清　美奈）

GEM＋nabPTX
ジェム　ナブ　パクリタキセル

代表的なレジメン：GEM＋nabPTX　同時に参照：GEM単剤 p90 、nabPTX単剤 p110

薬剤名	用法用量	Day 1	～	8	～	15	～	28
パクリタキセル アルブミン懸濁型 (nabPTX)（アブラキサン®）催吐 軽 EV 高	125mg/m² 点滴静注（30分）	●		●		●		
ゲムシタビン（GEM）（ジェムザール®）催吐 軽 EV 中	1,000mg/m² 点滴静注（30分）	●		●		●		

[適応・特徴]

● 膵がん：治療切除不能な膵がんに使用される
● サイクル：1コース4週間、病勢増悪まで継続

投薬管理のポイント

● ルートの注意点：パクリタキセル アルブミン懸濁型（nab-パクリタキセル）投与時には インラインフィルターを使用しない
● 併用禁忌：胸部放射線照射
● 併用注意：下表を参照

・ビタミンA	・ジヒドロピリジン系Ca拮抗薬	・ミダゾラム
・アゾール系抗真菌薬	・シクロスポリン	・ラパチニブ
・マクロライド系抗菌薬	・ベラパミル	・腹部放射線照射
・ステロイド系ホルモン薬	・キニジン	・他の抗がん薬

● レジメン併用経口薬：なし
● 支持療法：催吐性リスク（中等度）に対して5-HT₃受容体拮抗薬、デキサメタゾン

ドクターの考え方

　膵がんの一次治療として使われることが多い。同じように切除不能膵がんに対する一次治療である FOLFIRINOX p80 と比較すると、通院頻度が高い投与スケジュール（3週投与＋1週休み）がデメリットである。一方で、5-FUの持続投与はないため、末梢血管からの投与が可能であり、1回の治療での投与時間は短い。こうしたメリットとデメリットおよび患者状態で治療選択がされる。臨床試験上は本レジメンのほうが高齢患者も組み込まれており、FOLFIRINOXと比べ管理がしやすい印象があり、国内の臨床試験においても、日本人に対して高い奏効率が示されている。

（田村太一、下山 達）

このレジメンで特に注意したい副作用 (Ueno H, et al. *Cancer Chemother Pharmacol* 2016；77（3）：595-603. Von Hoff DD, et al. *N Engl J Med* 2013；369（18）：1691-1703)

副作用・発現頻度	発現時期	ポイント
末梢神経障害 **40～50%**	全期間 **蓄積**	●nab-パクリタキセルの総投与量に依存して、発現頻度が高くなる傾向あり p174
悪心・嘔吐 **30～50%**	全期間	●中等度催吐性リスク ●5-HT₃受容体拮抗薬＋デキサメタゾンを予防的に投与 p162
骨髄抑制 **30～50%**	投与１週～	●骨髄抑制は用量制限毒性（DLT）* ●特に好中球減少が強く発現する場合があり、注意が必要 p158
筋肉痛・関節痛 **10%**	投与～数日	●多くの場合、Grade１～２で数日以内に回復 ●必要に応じて、NSAIDsなどを使用する

※これ以上の増量ができない理由となる毒性＝副作用

その他の副作用
● 間質性肺疾患　　　　　　　　　　　　　　● 脱毛 p170

ケア・患者指導のポイント

準備・投与前

①悪心の予防
★ 前投薬の確実な実施
★ nab-パクリタキセルは従来のパクリタキセル製剤の溶媒を使用していないため、アレルギー予防の前投薬は不要
②副作用の確認（２サイクル目以降）
★ 前回投与後の副作用症状（骨髄抑制、末梢神経障害など）を確認

投与中

●血管痛（注射部位の疼痛、灼熱感）
★ ゲムシタビンは末梢静脈からの投与時、血管痛を生じる場合あり
★ 血管痛を軽減する方法として、希釈倍率を上げる、太い血管を選択する、投与前、投与中に注射部位を温める、細い針（23G）を使用するなどのほか、ゲムシタビンを５％ブドウ糖溶液で希釈する方法などの報告あり

投与後

●副作用に注意
★ 骨髄抑制、末梢神経障害の増悪・発現に注意する

CHECK
・ゲムシタビン、nab-パクリタキセルともに30分かけて点滴静注する。
・nab-パクリタキセルは特定生物由来製品に該当する。規定に従い、使用記録を少なくとも20年間は保存する。

（殿村直也）

GEM＋S-1
ジェム　エス　ワン

同時に参照：GEM単剤 p90

代表的なレジメン：GEM＋S-1

薬剤名	用法用量	Day 1	～	8	～	14	～	21
ゲムシタビン（GEM） （ジェムザール®）催吐軽 EV中	1,000mg/m² 点滴静注 （30分）	●		●				
テガフール・ギメラシル・オテ ラシルカリウム（S-1） （ティーエスワン®）催吐軽	40mg or 50mg or 60mg/回 1日2回内服	●	→	投与	→			

[適応・特徴]

● 膵がん：切除可能膵がんの術前化学療法として使用される
● サイクル：1コース3週間、Total 2サイクル

投薬管理のポイント

● ルートの注意点：なし
● 併用禁忌：胸部放射線照射、フッ化ピリミジン系抗がん薬、フッ化ピリミジン系抗真菌薬
● 併用注意：下表を参照

・放射線照射	・フェニトイン	・トリフルリジン・チピラシル
・他の抗がん薬	・ワルファリン	

● レジメン併用経口薬：S-1
● 支持療法：催吐性リスク（軽度）に対してデキサメタゾン
● よくあるトラブル対応：S-1を飲み忘れた場合、飲み忘れた分をとばして（服用せず）、次の分から飲む。副作用が強く現れるおそれがあるため、絶対に2回分を一度に飲まない

ドクターの考え方

　切除可能膵がんに対する術前化学療法のレジメンの1つである。したがって、本レジメンが数サイクル行われた後に切除可能性について検討される。術前化学療法は一般的に、ダウンステージングにより切除可能性を向上させる目的や、全身状態の良好な時期に強度のある薬物療法を行い、治療成績を向上させる目的で行われる。したがって切除不能・再発がんにおける延命・緩和目的の薬物療法と異なり、ある程度、治療強度を保った薬物療法を行うことが望ましく、毒性に対する支持療法が重要となる。

(田村太一、下山　達)

このレジメンで特に注意したい副作用

（ジェムザール®・ティーエスワン®添付文書）

副作用・発現頻度	発現時期	ポイント
骨髄抑制 40〜70%	投与2〜3週	● 減少の程度に応じてG-CSF製剤などの白血球増多剤の投与 ● 発熱を伴う場合には適切な抗菌薬の投与 ● そのほか必要に応じて、適切な感染予防策を実施 **p158**
食欲不振 悪心・嘔吐 30〜60%	投与〜2週	● 制吐薬をあらかじめ処方し、悪心の際はすぐに服用し遷延化を予防 **p162**
間質性肺疾患 1%	全期間	● 初期症状は、咳嗽・息切れ・呼吸困難・発熱など ● 異常が認められた場合には投与を中止し、胸部X線などの検査を行い、副腎皮質ホルモンを投与するなど適切に処置 ● 定期的に検査を行うなど十分に観察

その他の副作用

● 注射部位反応（静脈炎、疼痛、紅斑）**p180**
● 総タンパク低下、電解質異常、アルブミン低下
● AST上昇、ALT上昇、LDH上昇、ALP上昇

● 疲労感、発熱、インフルエンザ様症状、放射線照射リコール反応 **p66**、血小板増加
● 下痢、口腔粘膜炎、色素沈着・発疹、流涙

ケア・患者指導のポイント

準備・投与前		①S-1の内服量を確認 ★ 体表面積、腎機能により内服用量が異なるため ②副作用の確認（2サイクル目以降） ★ 前回投与後の副作用症状（骨髄抑制、間質性肺疾患など）を確認 ★ 骨髄抑制のGradeにより、投与の中止または延期が必要 ★ 間質性肺疾患の自覚症状のモニタリングとともに、定期的な検査の有無を確認 ③投与速度、投与時間の確認 ★ 投与時間は30分（60分以上の投与時間で副作用が増強した報告あり）
投与中		①点滴静脈内投与 ★ 皮下・筋肉内には投与しない ②投与時間、血管痛の有無に注意 ★ 投与時間は30分（60分以上の投与時間で副作用が増強した報告あり） ★ 投与部位を観察、適宜声かけ
投与後		①血管痛の有無を確認 ②間質性肺疾患の自覚症状の再確認 ★ 自覚症状がある場合は、すぐに医療者へ連絡するよう説明 ★ S-1の内服を14日間続けることを忘れないよう声がけ

CHECK

・注射部位反応（静脈炎、疼痛、紅斑）を観察し、溶液のさらなる希釈や温罨法など、適切に対応する。

（清 美奈）

HP
ハーバー

応用例 DTX＋HP、HP＋PTX

代表的なレジメン：HP　　　　　　　　同時に参照：DTX＋HP p68 、HP＋PTX p98

薬剤名	用法用量	Day 1	～	21
トラスツズマブ（Tmab） （ハーセプチン®） 催吐 最小 EV 低	初回8mg/kg 2回目以降6mg/kg 点滴静注	●		
ペルツズマブ（PER） （パージェタ®）催吐 最小	初回840mg/body 2回目以降420mg/body 点滴静注	●		

[適応・特徴]

● 乳がん：HER2陽性乳がんの標準治療として使用される。HER2陽性転移性乳がんに対してDTX＋HP p68 の治療中に、毒性によりドセタキセルの継続が困難となった場合、トラスツズマブとペルツズマブの2剤で継続してよい

● サイクル：1コース3週間、病勢増悪まで継続、術後はTotal 1年となるまで繰り返す

投薬管理のポイント

● 併用禁忌：なし

● 併用注意：アントラサイクリン系薬剤

● レジメン併用経口薬：なし

● 支持療法：なし

● よくあるトラブル対応：インフュージョンリアクションの観察を十分に行い、異常が認められた場合には投与を中止するなど適切な処置を行う p178

ドクターの考え方

　基本的にトランスツズマブはタキサン系などのがん薬物療法と併用するが、タキサン系が使用困難な場合や、DTX/PTX＋H（＋P）後の維持療法で単独使用される。

　HER2陽性乳がんの術後補助療法において、トラスツズマブを含む標準化学療法にペルツズマブを上乗せすることで、生存期間の延長が期待できる。ただし、延長の程度は大きくなく、コストの問題も生じるため、症例に応じて上乗せの適応があるか慎重に判断する必要がある。

　トラスツズマブが使用されるため、インフュージョンリアクションや心障害に注意が必要である。心障害は、ペルツズマブの追加によるリスクの増大はないとされる。　　　　（中村翔平、奥屋俊宏）

このレジメンで特に注意したい副作用

（ハーセプチン®・パージェタ®添付文書）

副作用・発現頻度	発現時期	ポイント
インフュージョンリアクション **5～40%**	投与中～ 24時間以内	・悪寒、発熱、疲労、悪心、紅斑、高血圧、呼吸困難などを含むインフュージョンリアクションが現れる場合あり p178

その他の副作用

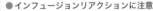

● 心不全 p180
● 下痢 p166
● 悪心 p122

● 発熱性好中球減少症（FN）p160 、好中球減少症、白血球減少症
● 間質性肺疾患

ケア・患者指導のポイント

準備・投与前 	①心機能検査の確認 ★ 心障害が現れることがあるため、投与開始前には必ず患者の心機能を確認 ②副作用の確認（2サイクル目以降） ★ 前回投与後の副作用症状（インフュージョンリアクションなど）を確認 ③投与量・投与速度の確認 ★ 初回と2回目以降で異なるため注意
投与中	●インフュージョンリアクションに注意 ★ 投与中または投与開始24時間以内に多く発現 ★ 2回目以降でも発現する場合があるので注意 ★ 初回は90分で投与、2回目以降は忍容性があれば30分まで短縮可能
投与後	●心障害に注意 ★ 定期的に心エコーなどにより心機能評価を実施 ★ 動悸・息切れ・頻脈などの症状が発現していないか確認

🔖 CHECK

・トラスツズマブと一般名が類似しているトラスツズマブ エムタンシンおよびトラスツズマブ デルクステカンとの取り違えに注意する。

（清 美奈）

HP＋PTX
ハーパー　パクリタキセル

応用例 DTX＋HP

代表的なレジメン：HP＋PTX

同時に参照：DTX＋HP p68 、HP p96

薬剤名	用法用量	Day 1	～	8	～	15	～	21
トラスツズマブ（Tmab） （ハーセプチン®） 催吐最小 EV低	初回8mg/kg 2回目以降6mg/kg 点滴静注	●						
ペルツズマブ（PER） （パージェタ®）催吐最小	初回840mg/body 2回目以降420mg/body 点滴静注	●						
パクリタキセル（PTX） （タキソール®）催吐軽 EV高	80mg/m² 点滴静注（60分）	●		●		●		

[適応・特徴]

● 乳がん：HER2陽性乳がんの標準治療として使用される
● サイクル：1コース3週間、病勢増悪まで継続、術後4サイクル（その後HPをTotal1年となるまで繰り返す）

投薬管理のポイント

● ルートの注意点：インラインフィルターを使用する（DEHP含有のものを避ける）
● 併用禁忌：ジスルフィラム、シアナミド
● 併用注意：下表を参照

・ビタミンA	・マクロライド系抗菌薬	・シクロスポリン
・アゾール系抗真菌薬	・ベラパミル	・ミダゾラム

● レジメン併用経口薬：なし
● 支持療法：下表を参照

下痢	ロペラミド
アレルギー	ジフェンヒドラミン、ファモチジン*、デキサメタゾン

＊適応外だが抗ヒスタミン薬（H₂受容体拮抗薬）との併用効果がある可能性あり

● よくあるトラブル対応：下表を参照

アルコール不耐症	アルコール不耐症の場合は投与を避ける
血管外漏出	パクリタキセルは壊死起因性抗がん薬のため、血管外漏出を起こした際にはすみやかに対応する

CHECK

・トラスツズマブ、ペルツズマブは、初回と2回目以降で投与量・時間が異なるため注意する。トラスツズマブは4週間以上、ペルツズマブは6週間以上あいた場合には初回投与量に戻す。
・パクリタキセルにはアルコール成分が含まれるため、自動車の運転は避けるように注意する。

ドクターの考え方

　HER2陽性乳がんの術前・術後化学療法や、転移・再発乳がんの治療として使用される。パクリタキセルとドセタキセルは、投与方法（毎週、3週間ごと）や副作用のプロファイル（ドセタキセルはむくみや好中球減少が多く、パクリタキセルは手足のしびれが多いなど）、アルコール過敏の有無などを考慮して選択される。
　トラスツズマブが使用されるため、インフュージョンリアクションや心障害に注意が必要である。心障害はペルツズマブの追加によるリスクの増大はないとされる。　　　　　　（中村翔平、奥屋俊宏）

このレジメンで特に注意したい副作用　(Smyth LM, et al. *Breast Cancer Res Treat* 158：91-97)

副作用・発現頻度	発現時期	ポイント
下痢 **90%**	投与 1〜2週	・止瀉薬で対応 ・こまめな水分摂取を励行 p166
末梢神経障害 **89%**	蓄積	・手足のしびれ、痛みなどが発現した場合はすぐに申し出るように説明 ・高頻度に発現するため、適切に減量、休薬 p174
悪心 **62%**	投与〜1週	・制吐薬で対応 p162

その他の副作用

- インフュージョンリアクション p178
- 疲労
- 脱毛 p170
- AST/ALT上昇
- 関節痛
- 粘膜炎 p164
- 流涙
- 皮膚乾燥
- 呼吸困難

ケア・患者指導のポイント

準備・投与前

①心機能の評価
★ 投与開始前に心エコーなどによりLVEFが十分保たれていることを確認

②アルコール不耐症の確認
★ アルコール成分が含まれるため、アルコール不耐症でないことを確認

③前投薬の確認
★ アレルギー予防のため、ジフェンヒドラミン、デキサメタゾンなどの投与がされていることを確認

④副作用の確認（2サイクル目以降）
★ 前回投与後の副作用症状（骨髄抑制、末梢神経障害など）を確認

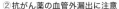

投与中

①インフュージョンリアクションに注意
★ 投与中または投与開始24時間以内に多く発現する。2回目以降でも発現する場合があるため注意
★ 発熱、悪寒、呼吸困難などの発現に注意し、症状がある場合はすぐに申し出るよう説明
★ 初回は90分（ペルツズマブは60分）かけて投与し、忍容性があれば2回目以降は30分まで短縮可能

②抗がん薬の血管外漏出に注意
★ 壊死起因性抗がん薬のため、血管痛、穿刺部位の発赤／腫脹を確認

投与後

①心機能評価の確認
★ 心障害、うっ血性心不全が起こることがあるため、定期的に心エコーなどにより心機能を評価
★ 動悸・息切れ・頻脈などの症状が発現していないか確認

②感染症、末梢神経障害に注意
★ 末梢神経障害で日常生活に支障が出ていないか確認

（渡邉貴子）

imatinib単剤

イ　マ　チ　ニ　ブ

薬剤名	用法用量	Day 1	～
イマチニブ （グリベック®）催吐中	1日1回または2回、 食後に内服 （適応により異なる、 下記を参照）	● （●・●）	投与

[**適応・特徴**]

● **慢性骨髄性白血病**：ダサチニブ p60 、ニロチニブ p114 同様に一次治療で使用される

● **KIT陽性消化管間質腫瘍**：完全切除できなかった場合や転移病変がある場合に使用される

● **フィラデルフィア染色体陽性急性リンパ性白血病**

● **FIP1L1-PDGFRα陽性の好酸球増多症候群または慢性好酸球性白血病**

● **サイクル**：連日内服、病勢増悪まで継続

投薬管理のポイント

● **用法用量**：下表を参照

慢性骨髄性白血病	・慢性期：1日1回400mg、食後（1日1回600mgまで増量可） ・急性期または移行期：1日1回600mg、食後（1日800mg〈400mgを1日2回〉まで増量可）
KIT陽性消化管間質腫瘍	・1日1回400mg、食後
フィラデルフィア染色体陽性急性リンパ性白血病	・1日1回600mg、食後
FIP1L1-PDGFRα陽性の好酸球増多症候群または慢性好酸球性白血病	・1日1回100mg、食後（1日1回400mgまで増量可）

● **併用禁忌**：ロミタピド

● **併用注意**：アゾール系抗真菌薬、フェニトイン、セントジョーンズワートなどの健康食品、グレープフルーツ（ジュースを含む）など

● **レジメン併用経口薬**：なし

● **支持療法**：悪心発現時には制吐薬を使用する

● **よくあるトラブル対応**：服薬を忘れたときは服用せず、次の分から服用する

ドクターの考え方

　第一世代のBCR-ABLチロシンキナーゼ阻害薬であり、不治の病とされていた慢性骨髄性白血病が90％以上寛解に至るという大変革をもたらした。現在、慢性骨髄性白血病の初回治療として、第一・第二世代の計4剤が保険適用となっている。第一世代に比べ、第二世代のほうが治療効果は高いことが示されているが、長期的安全性が確立されており、最も副作用が穏やかなうえに安価であることから、依然としてイマチニブも第一選択の1つとして推奨されている。それぞれ起こりうる副作用や服用方法の違いから、患者背景を考慮して薬剤が選択される。心血管系や出血のリスクが高い場合は、他剤が使用しにくいイマチニブが選択されやすい。飲み忘れた場合、治療効果への影響や薬剤耐性リスクもある。服用率90％以下で治療効果に大きな差があるとされており、十分な説明と飲み忘れ防止の支援も重要である。

（森田侑香、八木　悠）

このレジメンで特に注意したい副作用　(Druker BJ, et al. *N Engl J Med* 2006；355：2408-2417)

副作用・発現頻度	発現時期	ポイント
骨髄抑制 40〜60%	投与〜4〜8週	・感染予防（手洗い、うがい、マスクなど）を行うように指導 p158
悪心・嘔吐 約40%	全期間	・予防として空腹時を避け、食後コップ1杯程度の水で服用するように指導 p162
浮腫 30〜50%	投与〜3週	・定期的に体重を測定し、体液貯留による急激な体重増加や呼吸困難などの発現があれば、すぐに連絡するように説明
皮疹 30〜40%	投与〜4週	・スキンケアを行うように指導 ・症状が発現した場合には、ステロイド外用剤などで対応 p172

その他の副作用

● 下痢 p166

● めまい、眠気

● 筋肉痛、筋けいれん

ケア・患者指導のポイント

内服前

① 既往歴・現病歴の確認
★ 肝障害、心疾患のある患者、高齢者には慎重投与

② 用法用量の確認
★ 適応により用法用量が異なるため注意
★ 空腹時を避け、食後に服用するように指導
★ めまい、眠気などがあらわれることがあるため、自動車の運転などに注意するよう指導

③ 副作用、内服状況の確認（2サイクル目以降）
★ 前回投与後の副作用症状を確認

内服期間中

① 服薬アドヒアランスの確認
★ 飲み忘れがないか確認

② 副作用の確認
★ 骨髄抑制
★ 悪心・嘔吐
★ 浮腫
★ 皮疹
★ 下痢

CHECK

・適応により用法用量が異なるため、注意する。

・薬物相互作用による血中濃度への影響が疑われる場合や、服薬量に比べて重篤な副作用がみられる場合、治療効果が十分に得られない場合には、薬物治療モニタリング（TDM）の実施を検討する。

（後藤総太郎）

ipilimumab（IPI）単剤

イ ピ リ ム マ ブ ヘ イピ

応用例 Nivo＋IPI

代表的なレジメン：イピリムマブ単剤

薬剤名	用法用量	Day 1	～	21
イピリムマブ（IPI） （ヤーボイ®）催吐最小 EV低	1 mg/m² または3 mg/m² 点滴静注	●		

[適応・特徴]

● **悪性黒色腫**：根治切除不能な悪性黒色腫に使用される。ニボルマブと併用可能である
● **腎細胞がん**：ニボルマブとの併用において、根治切除不能または転移性の腎細胞がんに使用される
● **大腸がん**：がん薬物療法後に増悪した治癒切除不能な進行・再発の高頻度マイクロサテライト不安定性（MSI-High）を有する大腸がんに使用される
● **肺がん**：切除不能な進行・再発の非小細胞肺がんに使用される
● **サイクル**：1コース3週間、非小細胞肺がんは1コース6週間、Total 4サイクルまで

投薬管理のポイント

● **ルートの注意点**：0.2 ～ 1.2 μmのメンブランフィルターを用いたインラインフィルターを使用する。また、単独ルートから投与すること
● **併用禁忌**：なし
● **併用注意**：なし
● **レジメン併用経口薬**：なし
● **支持療法**：下表を参照

催吐性リスク（最小）	なし
皮膚障害	ステロイド外用剤

 ドクターの考え方

　ニボルマブとは異なるCTLA-4というT細胞表面上のタンパクに対する阻害薬で、イピリムマブ p102 やニボルマブ p116 との併用で有効性を示している。免疫チェックポイント阻害薬同士の併用は近年のがん免疫療法を象徴しているが、起こりうる副作用が類似しているため、発現頻度の増加や長期予後への影響に注意すべきである。また、2020年11月には切除不能非小細胞肺がんにも適応拡大され、初めて殺細胞性抗がん薬との併用が日本で承認された。いずれの適応症も根治切除不能例であり、術後補助療法における有効性および安全性は確立していない。CTLA-4はリンパ球（T細胞）が自分の身体への攻撃（自己免疫反応）を抑えるはたらきをしている。さまざまな細菌が住んでいる消化管は普段から免疫が抑えられている場所であり、CTLA-4を阻害すると自己免疫性腸炎が起こりやすくなる。したがって、この治療を行うときは下痢や血便の発現に気をつける必要がある。

（森田侑香、金政佑典）

このレジメンで特に注意したい副作用　(Wolchok JD, et al. *N Engl J Med* 2017；377(14)：1345-1356.)

副作用・発現頻度	発現時期	ポイント
下痢 **34%**	全期間 晩期性あり	・イピリムマブ投与終了後に発現した事例あり ・異常が認められた場合、ステロイドの投与を検討 p166
発疹 **22%**	全期間 晩期性あり	・軽度であれば、抗ヒスタミン薬、局所副腎皮質ホルモン薬などを使用 p172
悪心 **16%**	全期間 晩期性あり	・Ⅰ型糖尿病患者では生じやすく注意が必要 p162 ・免疫チェックポイント阻害薬で多い症状
甲状腺機能障害 **5%**	全期間 晩期性あり	・イピリムマブ投与終了後に発現した事例あり

その他の副作用

- 掻痒感
- 疲労
- AST/ALT上昇
- 間質性肺疾患
- 大腸炎
- 下垂体機能障害
- 関節痛
- 発熱
- インフュージョンリアクション p178

ケア・患者指導のポイント

準備・投与前

●副作用の確認（2サイクル目以降）
- ★ 前回投与後の副作用症状を確認
- ★ 血液データで甲状腺機能、下垂体機能、肝腎機能（AST/ALT）を確認
- ★ 下痢、発疹などの粘膜障害に注意
- ★ 疲労感など甲状腺機能低下、下垂体機能低下症の症状に注意

投与中

①インラインフィルターを使用して投与
②インフュージョンリアクションの発現に注意
- ★ 発熱、悪寒、頭痛、発疹、呼吸困難、血圧低下などの初期症状を観察

投与後

●蓄積・晩期毒性に注意
- ★ 粘膜：下痢、腹痛
- ★ 皮膚：皮疹、発赤

CHECK

- ・免疫チェックポイント阻害薬による副作用をまとめて免疫関連有害事象（irAE）と呼ぶ。irAEは多岐にわたるため、それぞれの初期症状に注意し、必要があれば、医師や各分野の専門医との連携が重要である。
- ・irAEの治療は主にステロイド投与である。長期間投与する場合は、ステロイドによる副作用対策が必要となる。

（奥村俊一）

irinotecan (CPT-11) 単剤

イリノテカン

応用例 CDDP＋CPT-11、CPT-11＋Pmab、FOLFIRI

代表的なレジメン：CPT-11単剤　　同時に参照：CDDP＋CPT-11 `p48`、FOLFIRI `p78`

薬剤名	用法用量		Day 1	～
イリノテカン（CPT-11） （トポテシン®・カンプト®） 催吐中 EV中	A法	100mg/m²	●	1週間間隔で3～4回点滴静注し、少なくとも2週間休薬
	B法	150mg/m²	●	2週間間隔で2～3回点滴静注し、少なくとも3週間休薬
	C法	1日1回、点滴静注 40mg/m²	●	3日間連日点滴静注。これを1週毎に2～3回繰り返し、少なくとも2週間休薬
	D法	20mg/m²	●	5日間連日点滴静注。これを1週毎に2回繰り返し、少なくとも1週間休薬
	E法	180mg/m²		少なくとも2週間休薬

＊A～E法は、これを1クールとして、投与を繰り返す。投与量は、患者の状態により適宜減量

［適応・特徴］

● **肺がん、乳がん、有棘細胞がん**：小細胞肺がん、非小細胞肺がん、手術不能または再発の乳がん、および有棘細胞がんに使用される（A法）

● **子宮頸がん、卵巣がん、胃がん、大腸がん**：子宮頸がん、卵巣がん、手術不能または再発の胃がん、および手術不能または再発の大腸がんに使用される（A法またはB法）

● **悪性リンパ腫**：非ホジキンリンパ腫に使用される（C法）

● **小児がん**：小児悪性固形腫瘍に使用される（D法）

● **膵がん**：治癒切除不能な膵がんに使用される（E法）

● **サイクル**：1コースは上記を参照、病勢増悪まで継続

投薬管理のポイント

● **併用禁忌**：アタザナビル

● **併用注意**：下表を参照

・他の抗がん薬	・CYP3A4阻害薬・誘導薬	・ソラフェニブ
・放射線照射	・グレープフルーツジュース	・ラパチニブ
・末梢性筋弛緩薬	・セントジョーンズワート含有食品	・レゴラフェニブ

● **レジメン併用経口薬**：なし

● **支持療法**：下表を参照

催吐性リスク（高）	選択的NK₁受容体拮抗薬（アプレピタントまたはホスアプレピタント）、5-HT₃受容体拮抗薬、デキサメタゾン
下痢	ロペラミド

ドクターの考え方

イリノテカンは肝臓で代謝されるが、全部は無毒化せず胆汁から消化管を経て排出される。そのため、腸閉塞や胆道閉塞の患者に投与すると重篤な副作用につながる。したがって、消化器系がんに使われることが多い薬剤であるが、腸閉塞もしくはそのリスクのある患者には選択できない。消化管病変の状態に応じて治療選択すべき薬剤といえる。また胃がんでは後方ライン（三次治療以降）で用いられ、PS低下や病勢の急速な進行を意識しつつ投与を検討する。　　（田村太一、下山　達）

このレジメンで特に注意したい副作用

（株式会社ヤクルト本社：カンプト®添付文書）

副作用・発現頻度	発現時期	ポイント
白血球減少 73.5% 好中球減少 60.3%	投与7〜10日	・減少程度に応じてG-CSFなどの白血球増多剤の投与 ・発熱を伴う場合には適切な抗菌薬の投与 p160 ・その他必要に応じて、適切な感染症対策を実施
下痢 44.4%	早発型：投与中〜投与直後 遅発型：数日後 p38	・高度な下痢の持続により、脱水および電解質異常などをきたし、特に重篤な白血球・好中球減少を伴った場合には、致命的な経過をたどる場合あり p166
間質性肺疾患 0.9%	全期間	・定期的に検査を行うなど観察を十分に行い、異常が認められた場合には、投与を中止するなど適切な処置を実施
0.4% 腸閉塞 0.1% 消化管出血	数日〜数週間	・腸管蠕動を抑制する薬剤を併用する場合には、特に注意

その他の副作用

- 悪心・嘔吐 p162
- 食欲不振
- 腹痛
- 脱毛 p170

ケア・患者指導のポイント

準備・投与前	①悪心の予防（前投薬の確実な実施） ②副作用の確認（2サイクル目以降） ★前回投与後の副作用症状（骨髄抑制、排便状況、悪心など）を確認 ★骨髄抑制のGradeにより、投与の中止または延期が必要 ★前回治療時、投与中または投与直後にコリン様症状（口渇、発汗、早発型の下痢）が認められた場合は、アトロピンによる予防を検討
投与中	①必ず点滴静脈内に投与 ★皮下・筋肉内には投与しない ②抗がん薬の血管外漏出に注意 ★血管痛、穿刺部位の発赤／腫脹を確認 ③投与中のコリン様症状にも注意
投与後	●骨髄抑制、下痢への対応を説明 ★感染症の予防（下痢による腸管からの感染にも注意）について説明 ★投与直後のコリン様症状に注意 ★水様性の下痢の場合は、脱水予防に十分な水分摂取を行い、止瀉薬を内服するよう説明 ★下痢の持続や、発熱・嘔吐の併発時は、すぐに医療者へ連絡するよう指導

🗒CHECK

・本剤の活性代謝物（SN-38）の主な代謝酵素であるUDP-グルクロン酸転移酵素（UGT）の2つの遺伝子多型（UGT1A1*6、UGT1A1*28）について、いずれかをホモ接合体（UGT1A1*6/*6、UGT1A1*28/*28）またはいずれもヘテロ接合体（UGT1A1*6/*28）としてもつ患者（カルテに記載）では、UGT1A1のグルクロン酸抱合能が低下し、SN-38の代謝が遅延し、重篤な副作用（特に好中球減少）発現の可能性が高くなることが報告されている。

（清 美奈）

lenvatinib単剤

レ ン バ チ ニ ブ

応用例 sorafenib

代表的なレジメン：レンバチニブ単剤

薬剤名	用法用量	Day 1	〜
レンバチニブ （レンビマ®）催吐 中 EV 中	（適応により異なる、 下表を参照） 1日1回内服	●	投与

[適応・特徴]

● 甲状腺がん：根治切除不能な甲状腺がんに使用される（放射性ヨウ素による治療歴のある）

● 肝がん：切除不能な肝細胞がんに使用される

● サイクル：連日投与、病勢増悪まで継続

投薬管理のポイント

● 用法用量：下表を参照

肝細胞がん	・60kg以上：12mg/日、60kg未満：8mg/日 ・1回8mg/日→4mg/日→4mg/隔日投与と減量できる
甲状腺がん	・24mg/日 ・1日1回20mg→14mg→10mg→8mgまたは4mgと減量できる

● 併用禁忌：なし

● 併用注意：P糖タンパク阻害薬、CYP3A/P-gp阻害薬（ケトコナゾール、イトラコナゾール、リファンピシンなど）

● レジメン併用経口薬：なし

● 支持療法：下表を参照

高血圧	降圧薬
手足症候群	保湿剤
下痢	止瀉薬（ロペラミドなど）

● よくあるトラブル対応：飲み忘れたときは、通常の服用時間から12時間以内であれば服用する

ドクターの考え方

　放射性ヨウ素治療不応の甲状腺がんに対して、殺細胞性抗がん薬の臨床効果は期待できない。分子標的薬であるレンバチニブやソラフェニブの有効性が示されているが、ソラフェニブと比較してレンバチニブのほうが奏効率は高く、優先して使用されることが多い。分化型甲状腺がんの進行は緩徐なことも多く、治療開始にあたっては病勢の増悪速度や腫瘍による症状の有無などを考慮する必要がある。臨床試験では副作用により8割以上の症例で休薬や減量を必要としている。治療の継続には十分な支持療法を行い、副作用を管理することが重要である。　　　　（森田侑香、金政佑典）

このレジメンで特に注意したい副作用　Kudo M, et al. *Lancet* 2018；391（10126）：1163-1173

副作用・発現頻度	発現時期	ポイント
手足症候群 **51.9%**	全期間	● 手や足の刺激を受けやすい部分、乾燥している部分に生じやすい ● スキンケア、予防方法を指導 p172
高血圧 **49.4%**	全期間	● 必要時は降圧薬を処方 ● 自宅での定期的な血圧測定を指導（朝：起床時１時間以内・食前・排尿後、夜：就寝前） ● 特に投与開始早期は、血圧コントロール確認のため頻回に血圧測定を実施 p182
下痢 **37%**	全期間	● 軽度の場合、止瀉薬（ロペラミドなど）で対応 ● 脱水を防ぐため、水分補給を励行 p166
骨髄抑制 **20〜30%**	全期間	● 血小板減少・白血球減少・好中球減少・リンパ球減少・貧血などの報告あり ● 定期的に血液検査を実施 ● 日本人では高頻度に血小板減少が発現するため注意 p158

その他の副作用

● 食欲減退 p176
● 発声障害
● 末梢性浮腫
● 体重減少
● 低アルブミン血症
● タンパク尿
● 甲状腺機能低下症
● 倦怠感
● 口腔粘膜炎 p164
● 疲労

ケア・患者指導のポイント

内服前

① 適応症、用法用量の確認
② 副作用、内服状況の確認（２サイクル目以降）
★ 前回投与後の副作用症状（手足症候群、高血圧、下痢、骨髄抑制など）を確認

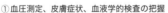

内服期間中

① 血圧測定、皮膚症状、血液学的検査の把握
★ 自宅での定期的な血圧測定を指導（朝：起床時１時間以内・食前・排尿後、夜：就寝前）
② 皮膚症状、下痢の予防・ケア
★ 手足症候群：物理的刺激や熱刺激を避ける、皮膚を保護する、二次感染を予防する、直射日光を避ける
★ 下痢：脱水を防ぐため、水分補給を促す

CHECK

・日本人では、高頻度に血小板減少が発現するため注意する。
・特徴的な副作用があり、治療に習熟したスタッフの指導下に治療を行うことが望ましい。

（殿村直也）

MTX（HD-MTX）

エムティーエックス　ハイドーズ

代表的なレジメン：HD-MTX（MTX大量療法）

薬剤名	用法用量	Day 1	2	3	4	5	〜	14
メトトレキサート（MTX） （メソトレキセート®）催吐中 EV中	例：3,500mg/m² 点滴静注	●						
ホリナート（LV） （ロイコボリン®）	MTXの血中濃度に 応じた量・期間 点滴静注		●	●	●	●		

[適応・特徴]

● **悪性リンパ腫、白血病、骨・軟部腫瘍、脳腫瘍**：メトトレキサートは分子量が小さい薬剤のため、血液脳関門（BBB）を通過し中枢神経系に届く薬剤として、脳転移／浸潤を認めたときや予防治療として使われる

● **大量療法**：中枢神経系で治療濃度に達成させるためには、短時間で大量に投与する必要があるが、投与量はがん種によってさまざまである。大量投与により腎障害、粘膜障害を引き起こすため、大量補液、利尿、尿アルカリ化、ロイコボリンによるレスキューは必須である。メトトレキサート投与後の血中濃度測定を行い、血中濃度が低下するまでは、予防治療継続が必要となる

● **サイクル**：1コース2週間、Total 4〜8サイクル（がん種による）

投薬管理のポイント

● **併用禁忌**：肝・腎障害、大量胸水・腹水
● **併用注意**：下表を参照

・サリチル酸などのNSAIDs ・スルホンアミド系薬剤 ・テトラサイクリン ・クロラムフェニコール ・フェニトイン ・バルビツール酸誘導体	・スルファメトキサゾール・ 　トリメトプリム ・ペニシリン ・プロベネシド ・シプロフロキサシン ・レフルノミド ・プロトンポンプ阻害薬	・ポルフィマーナトリウム ・アゾール系真菌薬 ・マクロライド系抗菌薬 ・抗がん薬（特に白金製剤） ・マイトマイシンC ・放射線照射

● **レジメン併用経口薬**：なし
● **支持療法**：下表を参照

腎障害予防	・大量補液（100〜150mL/m²/時） ・尿PHの酸性化予防（炭酸水素ナトリウム） ・利尿薬（アセタゾラミド）
粘膜障害	・ホリナート（レスキュー）
催吐性リスク（中）	・選択的NK₁受容体拮抗薬（アプレピタントまたはホスアプレピタント）、 　5-HT₃受容体拮抗薬、デキサメタゾン

CHECK

・腎障害予防のために、大量持続補液が必要となる。尿量測定が必要となることを説明する。夜間睡眠の妨げになることもあり、尿道カテーテル留置も必要に応じて検討する。

・持続点滴により行動制限、頻回のトイレ移動などがともなう。口腔粘膜炎、倦怠感による精神的苦痛など、患者負担が大きい治療である。さらに、この治療を行う患者は、中枢神経浸潤がある患者が多いため、セルフケアが低下しがちであることに注意する。

このレジメンで特に注意したい副作用　(ファイザー株式会社：メソトレキセート®添付文書)

副作用・発現頻度	発現時期	ポイント
悪心 70%	投与〜1週	● メトトレキサートを大量投与するため、アプレピタント推奨 p162
粘膜障害 50%	投与1〜2週 蓄積	● 口腔粘膜炎、消化管潰瘍に注意 p164 ● ホリナート（レスキュー）投与
肝障害 30〜40%	全期間	● 定期的な血液検査を実施

その他の副作用

● 骨髄抑制 p158
● 感染症（発熱性好中球減少症〈FN〉）p160
● 腎障害
● 過敏症 p178
● 間質性肺疾患
● 脳症

ケア・患者指導のポイント

準備・投与前

① 肝・腎機能、粘膜障害の把握
★ 血液データを確認
★ 併用注意薬の確認：ST合剤、利尿薬（フロセミド）、NASIDsは併用中止

② 副作用の確認（2サイクル目以降）
★ 前回投与後の副作用症状を確認

投与中

① 腎障害の予防治療
★ 6時間ごとの尿量、尿PHを確認
★ 大量補液による心不全（呼吸苦などの症状）に注意
★ 利尿薬の投与（尿量150〜200/m²/時が目標）

② 粘膜障害に注意
★ 適切なホリナートのレスキュー投与
★ メトトレキサートの血中濃度測定で、レスキューの継続を判断

投与後

① 粘膜障害ケアの説明
★ 口腔ケアの指導や食事変更、漢方薬（半夏瀉心湯）も予防に有効

② 感染予防の説明
★ 発熱時の抗菌薬内服、日常生活におけるうがい・手洗いなどの感染予防策について説明

 ドクターの考え方

　さまざまな化合物が脳内へ流入するのを阻む血液脳関門（BBB）の働きによって、多くの抗がん薬は脳内に届かない。メトトレキサートは比較的移行性がよいため、脳転移腫瘍や脳腫瘍に対して使われる。しかし、脳に十分届かせるためには薬剤の大量投与が必要となるため、体幹には腎障害や粘膜障害といった負担が生じる。この副作用をしっかりコントロールできるかがポイントとなる。

　大量の胸水や腹水がある状態で投与すると、メトトレキサートが胸水・腹水に移行して、体内から排出されなくなるため注意が必要である。脳放射線照射後に本レジメンを行うと、脳症のリスクが高まるため、放射線照射の前に実施する。　　　　　　　　　　（下山　達）

（下山　達）

nabPTX単剤
ナブ パクリタキセル

応用例 nabPTX＋Atezo、nabPTX＋RAM、GEM＋nabPTX、CBDCA＋nabPTX＋Pembro

代表的なレジメン：nabPTX単剤 同時に参照：CBDCA＋nabPTX p42 、GEM＋nabPTX p92

薬剤名		用法用量	Day 1	～
パクリタキセル アルブミン懸濁型 (nabPTX) (アブラキサン®) 催吐軽 EV高	A法	260mg/m² (体表面積)	●	少なくとも20日間休薬
	B法	100mg/m²	●	少なくとも6日間休薬し、週1回投与を3週間連続
	C法 (ゲムシタビンとの併用)	125mg/m²	●	少なくとも6日間休薬し、週1回投与を3週間連続し、4週目は休薬
	D法	100mg/m²	●	少なくとも6日間休薬し、週1回投与を3週間連続し、4週目は休薬
	E法 (アテゾリズマブ (遺伝子組換え) との併用)	100mg/m²	●	少なくとも6日間休薬し、週1回投与を3週間連続し、4週目は休薬

※ C法の欄: 1日1回、点滴静注（30分）

＊A～E法：これを1コースとして、投与を繰り返す（病勢増悪まで継続）。患者の状態により適宜減量

[適応・特徴]

● **乳がん**：乳がんに使用される（A法またはE法）
● **胃がん**：胃がんに使用される（A法またはD法）
● **肺がん**：非小細胞肺がんに使用される（B法）
● **膵がん**：治癒切除不能な膵がんに使用される（C法）

投薬管理のポイント

● **ルートの注意点**：インラインフィルターは使用しない（アルブミン、タンパクが吸着し、目詰まりを起こす可能性があるため）
● **併用禁忌**：なし
● **併用注意**：下表を参照

・放射線照射	・マクロライド系抗菌薬	・ベラパミル
・抗がん薬（シスプラチン、ドキソルビシン）	・ステロイド系ホルモン薬	・キニジン
	・ジヒドロピリジン系カルシウムチャネルブロッカー	・ミダゾラム
・ビタミンA		・ラパチニブ
・アゾール系抗真菌薬	・シクロスポリン	

● **レジメン併用経口薬**：なし（従来のパクリタキセルのような前投薬は必須ではない）
● **支持療法**：下表を参照

関節痛、筋肉痛	鎮痛薬（内服・外用）
末梢神経障害	プレガバリン、デュロキセチン、ミロガバリン

ドクターの考え方

　胃がんのほか、乳がんや非小細胞肺がんでも用いられる薬剤である。胃がんで使用する場合はラムシルマブと併用（nabPTX＋RAM）するが、消化管ステントを留置した患者ではラムシルマブによる穿孔リスクを鑑みて単剤で治療する。従来のパクリタキセルと比べ、前投薬が不要であること、投与時間が短いなどのメリットがある。また、溶媒にアルコールを使用しないため、遠方から自動車で通院している患者への使用も可能である。過敏症予防のステロイド投与も不要であることから、耐糖能異常がある患者に対しても使用しやすい。こうした患者背景や製剤特性から、選択される機会が増えてきている。
（田村太一、下山　達）

このレジメンで特に注意したい副作用

（大鵬薬品工業株式会社：アブラキサン®添付文書）

副作用・発現頻度	発現時期	ポイント
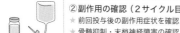脱毛 50～90%	投与2～3週	• ほぼ必発 p170
末梢神経障害 62.7%	投与3週～	• 症状（しびれなど）が現れた場合には減量、休薬などの適切な処置を実施 • 使用が長期間にわたると、発現頻度が高くなる傾向 p174
骨髄抑制 52.9%	投与2週～	• 頻回に臨床検査（血液検査、肝機能検査、腎機能検査など）を実施 • 使用が長期間にわたると遷延性に推移することがあるため、G-CSF製剤の使用も考慮 p158

その他の副作用

● 関節痛、筋肉痛
● 倦怠感
● 悪心 p162 、下痢 p166
● 発疹 p172
● ALT上昇、AST上昇
● 食欲不振、味覚異常 p176

ケア・患者指導のポイント

準備・投与前

①調製方法に注意
★ アルブミンを含むため泡立ちやすい。添付文書上の方法に従い、慎重に調製
★ 調製した懸濁液は、生理食塩液に入れて希釈しない

②副作用の確認（2サイクル目以降）
★ 前回投与後の副作用症状を確認
★ 骨髄抑制・末梢神経障害の確認。Gradeにより、投与の中止または延期が必要

③前投薬は必須ではない
★ ポリオキシエチレンヒマシ油を含まないため、従来のパクリタキセルのような前投薬は必須ではない

投与中

①抗がん薬の血管外漏出に注意
★ 血管痛、穿刺部位の発赤／腫脹を確認
★ 血管外漏出により、注射部位に硬結・壊死を起こすことがある。薬液が血管外に漏れないように投与
★ 以前に同反応を発現した注射部位とは異なる部位にパクリタキセルを再投与した場合、以前の注射部位に同反応を再発する「リコール現象」が認められるケースあり

②投与時間の確認
★ 決められた時間（30分間）で投与

投与後

● 骨髄抑制への対応を説明
★ 感染症の予防について説明

🔥 CHECK

・添加物としてヒト血液由来成分を含有している旨を説明し、同意を得る。
・特定生物由来製品に該当する。規定に従い、使用記録を少なくとも20年間は保存する。

（清　美奈）

nal IRI＋5-FU＋LV

ナル　イリ　　　　　エフユー　ロイコボリン

代表的なレジメン：nalIRI＋5-FU＋LV

薬剤名	用法用量	Day 1	2	3	4	5	6	〜	14
イリノテカン（リポソーム製剤）（nalIRI）（オニバイド®）催吐中	70mg/m²点滴静注（1時間30分）	●							
レボホリナート（ℓ-LV）（アイソボリン®）	200mg/m²点滴静注（2時間）	●							
フルオロウラシル（5-FU）催吐軽 EV中	2400mg/m²持続静注（46時間）	●	投与 →						

［ 適応・特徴 ］

● 膵がん：がん薬物療法後に増悪した治癒切除不能な膵がんに使用される
● サイクル：1コース2週間、病勢増悪まで継続

投薬管理のポイント

● ルートの注意点：下表を参照

①イリノテカン（リポソーム製剤）は、インラインフィルターは使用しない
②インフューザーポンプのバルーンの減り方、刺入部からの漏出、ルートの屈曲などに注意する

● 併用禁忌：アタザナビル、S-1
● 併用注意：下表を参照

・他の抗がん薬	・CYP3A誘導薬	・ラパチニブ
・放射線照射	・セントジョーンズワート含有食品	・フェニトイン
・末梢性筋弛緩薬		・ワルファリン
・CYP3A阻害薬	・ソラフェニブ	・葉酸代謝拮抗薬
・グレープフルーツジュース	・レゴラフェニブ	・トリフルリジン・チピラシル

● レジメン併用経口薬：なし
● 支持療法：下表を参照

催吐性リスク（中）	5-HT₃受容体拮抗薬、デキサメタゾン
下痢	早発型：抗コリン薬 遅発型：ロペラミド

● よくあるトラブル対応：なし

ドクターの考え方

　切除不能膵がんにおいて、ゲムシタビンベースのレジメン（GEM＋nabPTX p92 ）の後に考慮されるレジメンである。nal IRIは、イリノテカンをリポソームのナノ粒子で封入した抗がん薬である。したがって、FOLFIRINOX p80 のようなイリノテカンを含むレジメンでの治療歴のある患者には、基本的には治療効果は期待できない。副作用のプロファイル（現れ方）はイリノテカンに準ずる部分が多い。5-FUは持続投与となるため、そのほかの5-FUを用いたレジメンと同様、インフューザーポンプによる管理で外来治療を行っていく。　　　　　　　　　（田村太一、下山　達）

このレジメンで特に注意したい副作用 （国内第Ⅱ相試験（331501試験、海外第Ⅲ相試（NAPOLI-1試験））

副作用・発現頻度	発現時期	ポイント
下痢 40〜60%	投与9日ごろ	・早発型と遅発型の2タイプの下痢 ・それぞれ対処法が異なる p166
骨髄抑制 20〜60%	投与16〜23日	・頻回に血液検査を行い、患者の状態を十分に観察 ・使用が長期間にわたると副作用が強く現れ、遷延する場合あり p158
インフュージョンリアクション 1〜5%	投与中〜24時間以内	・アナフィラキシー反応、アナフィラキシー様反応、過敏症、蕁麻疹および発疹などの症状が発現 ・病態に応じた適切な処置をすみやかに実施 p178

その他の副作用

- 感染症 p160
- 肝障害
- 血栓塞栓症 p182
- 腸炎・腸閉塞・消化管出血
- 播種性血管内凝固
- 間質性肺疾患
- 急性腎障害
- 心筋梗塞・狭心症、心室性期外収縮 p182

ケア・患者指導のポイント

準備・投与前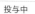

①悪心の予防
★ 前投薬の確実な実施
★ 前回治療時、投与中または投与直後にコリン様症状（口渇、発汗、早発型の下痢）が認められた場合は、アトロピンを投与

②副作用の確認（2サイクル目以降）
★ 前回投与後の副作用症状を確認
★ 骨髄抑制のGradeにより、投与の中止または延期が必要
★ 排便状況の確認

投与中

①インフュージョンリアクションに注意
★ アナフィラキシー反応、アナフィラキシー様反応、過敏症、蕁麻疹および発疹などの症状に注意

②投与中に生じる早発型下痢に注意
★ 早発型の下痢（コリン作動性症状）が発現した場合は禁忌を除き、抗コリン薬を投与

投与後

①早発型・遅発型の下痢に注意
★ 早発型は投与後24時間以内に発現、遅発型は投与後24時間以降に発現する p38

②骨髄抑制への対応を説明
★ 感染症の予防（下痢による腸管からの感染にも注意）について説明

🗹 **CHECK**

・一部の患者では、従来のイリノテカンでは重篤な副作用（特に好中球減少）の発現リスクが高くなると報告されている p104 。そのため、イリノテカンとして1回50mg/m² を開始用量とする。忍容性が認められる場合には、イリノテカンとして1回70mg/m² に増量することができる。

・オニバイド® は、イリノテカンのリポソーム製剤であり、従来のイリノテカンとは異なる。オニバイド® と従来のイリノテカンとは、一般名が同一のため取り違えに注意する。

（清 美奈）

nilotinib単剤

ニロ チニ ブ

代表的なレジメン：ニロチニブ単剤

薬剤名	用法用量*	Day 1	～
ニロチニブ (タシグナ®) 催吐 軽	1回400mg 1日2回内服、12時間毎 （食事の1時間以上前 または食後2時間以降）	● ●	投与 →

＊初発の慢性期の慢性骨髄性白血病の場合は、1回投与量300mg

＊小児の場合は、体表面積に合わせて1回投与量が異なる（添付文書を参照）

[適応・特徴]

● 白血病：慢性期または移行期の慢性骨髄性白血病に使用される

● サイクル：連日内服、病勢増悪まで継続

投薬管理のポイント

● 併用禁忌：なし

● 併用注意：下表を参照

・CYP3A4阻害薬・誘導薬・代謝薬 ・CYP3A4・P糖タンパクの基質およ び阻害薬	・抗不整脈薬 ・QT間隔延長を起こすおそ れのある薬剤	・胃内のpHを上昇させる 薬剤

● レジメン併用経口薬：なし

● 支持療法：なし

● よくあるトラブル対応：食事の影響を避けるため、食事の1時間前から食後2時間までの間の服用は避ける（食後に投与した場合、本剤の血中濃度が増加する）

ドクターの考え方

　第二世代のBCR-ABLチロシンキナーゼ阻害薬であり、薬剤の効果はイマチニブの20倍とされている。初回治療の薬剤は患者の基礎疾患やライフスタイルの違いによって選択される。ニロチニブは、食事（特に高脂肪食）後に血中濃度が上昇するため、空腹時に内服することが必要である。少なくとも食事の1時間前から食後2時間は服用を避けなければならないため、患者の生活リズムに合わせて服用時間を調整することが望まれる。慢性骨髄性白血病において治療効果が不十分な場合は、遺伝子変異の検索によって適切な薬剤選択が可能となる場合がある。　（森田侑香、八木　悠）

このレジメンで特に注意したい副作用　（ノバルティスファーマ株式会社：タシグナ®添付文書）

副作用・発現頻度	発現時期	ポイント
骨髄抑制 10〜20%	投与2週〜	・骨髄抑制が現れた場合には休薬、減量または中止 ・必要に応じてG-CSF製剤の投与、輸血を考慮 ・イマチニブ抵抗性の慢性骨髄性白血病患者において頻度が高い（特に、慢性期に比べ移行期で高頻度）　p158
QT延長 3.1%	全期間	・投与開始前には、心電図検査を実施 ・投与中は適宜、心電図検査などを実施　p182
体液貯留 0.2〜0.5%	全期間	・急激な体重の増加、呼吸困難などの異常が認められた場合には投与を中止し、適切な処置を実施 ・体重を定期的に測定するなど、十分に観察

その他の副作用

- 発疹、掻痒症、皮膚乾燥　p172
- 脱毛　p170
- 頭痛
- 悪心　p162
- 筋骨格痛

- 高血糖
- 肝障害
- 膵炎
- 心筋梗塞、狭心症、心不全　p182

ケア・患者指導のポイント

内服前

① 骨髄抑制、心電図検査の結果を確認
★ 適宜、休薬、減量または中止とする

② 副作用の確認（2サイクル目以降）
★ 前回投与後の副作用症状を確認

内服期間中

① 体液貯留に注意
★ 体重を定期的に測定するよう説明
★ 体重増加や目の周り・太ももなどにむくみが出た場合は、すぐに医療者へ連絡するよう説明

② 膵炎の自覚症状に注意
★ みぞおちや背部の痛みを自覚した場合は、すぐに連絡するよう説明

③ 食事の影響に注意
★ 用法用量を再度確認・説明

④ 薬剤・食品との相互作用に注意
★ グレープフルーツジュースにより作用が強まることがあるため、飲食に注意
★ セントジョーンズワートを含有する食品により、作用が弱まることがあるため、摂取を控えるよう説明

CHECK

・プロトンポンプ阻害薬など胃内のpHを上昇させる薬剤は、本剤の吸収を低下させる。ファモチジン、制酸薬については、本剤と服用時間をずらすことで、影響はなかったとの報告がある（ファモチジン：本剤投与10時間前および2時間後に投与、制酸薬：本剤投与2時間前または2時間後に投与）。

（清　美奈）

nivolumab（Nivo）単剤

ニ　ボ　ル　マ　ブ　ニ　ボ

応用例 Nivo＋IPI

代表的なレジメン：Nivo単剤

薬剤名	用法用量		Day 1	～
ニボルマブ（Nivo） （オプジーボ®）催吐最小 EV低	1回240mg/body または80mg/body	点滴静注	●	2または3週間ごと
	1回480mg/body		●	4週間ごと

[適応・特徴]

● 適応：下表を参照

・悪性黒色腫
・切除不能な進行・再発の非小細胞肺がん
・根治切除不能または転移性の腎細胞がん
・再発または難治性の古典的ホジキンリンパ腫
・再発または遠隔転移を有する頭頸部がん
・がん化学療法後に増悪した治癒切除不能な進行・再発の胃がん
・がん化学療法後に増悪した切除不能な進行・再発の悪性胸膜中皮腫
・がん化学療法後に増悪した治癒切除不能な進行・再発の高頻度マイクロサテライト不安定性
　（MSI-High）を有する大腸がん
・がん化学療法後に増悪した根治切除不能な進行・再発の食道がん

● サイクル：1コース2～4週間（適応により異なる）、Totalも適応により異なる

投薬管理のポイント

● ルートの注意点：インラインフィルター（0.2または0.22μm）を使用する
● 併用禁忌：なし
● 併用注意：生ワクチン、弱毒生ワクチン、不活化ワクチン
● レジメン併用経口薬：なし
● 支持療法：下表を参照

催吐性リスク（最小）	なし
皮膚障害	ステロイド外用剤、保湿剤

ドクターの考え方

　世界初のヒトPD-1に対する抗体薬。手術、がん薬物療法、放射線照射に次ぐ第4のがん治療となった「免疫療法」を象徴する薬剤である。さまざまな種類のがんでその有効性が示されており、二次治療以降だけでなく、一次治療から単剤あるいは従来のレジメンとの併用で使用が広がっていっている。今後も適応拡大が予想されるため、使用する診療科、医師は増えていくことが予想されるが、免疫にかかわる特有の有害事象であるirAEの対応は専門的知識が必要となる。そのため綿密なモニタリングと診療科間の連携が重要であり、それを支える専門チームを設立する病院も多い。

(森田侑香、金政佑典)

このレジメンで特に注意したい副作用　(Kang YK, et al. *Lancet* 2017；390(10111)：2461-2471)

副作用・発現頻度	発現時期	ポイント
下痢 7％	全期間 晩期性あり p166	・異常が認められた場合、ステロイドの投与を検討 p166
皮疹 6％	全期間 晩期性あり	・軽度であれば、抗ヒスタミン薬、局所副腎皮質ホルモン薬などを使用 p172
甲状腺機能障害 3％	全期間 晩期性あり	・副腎機能低下を併発する事例あり

その他の副作用

- 搔痒感
- 悪心 p162
- AST/ALT上昇
- 間質性肺疾患
- 大腸炎
- インフュージョンリアクション p178
- 静脈血栓症 p182
- 下垂体機能障害
- 腎障害
- Ⅰ型糖尿病

ケア・患者指導のポイント

準備・投与前	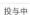 ●副作用の確認（2サイクル目以降） ★ 前回投与後の副作用症状を確認 ★ 血液データで甲状腺機能、下垂体機能、肝機能（AST/ALT）を確認 ★ 下痢、皮疹などの粘膜障害に注意 ★ 疲労感など甲状腺機能低下、下垂体機能低下症の症状に注意
投与中	①インラインフィルターを使用して投与 ②インフュージョンリアクションの発現に注意 ★ 発熱、悪寒、頭痛、発疹、呼吸困難、血圧低下などの初期症状を観察
投与後	●蓄積・晩期毒性に注意 ★ 粘膜：下痢、腹痛 ★ Ⅰ型糖尿病：倦怠感、体重減少、口渇、多飲、多尿などの症状に注意 ★ 皮膚：皮疹、発赤

CHECK

・ニボルマブの副作用（免疫関連有害事象、irAE p103 ）は多岐にわたる。

（奥村俊一）

obinutuzumab単剤

（オ ビ ヌ ツ ズ マ ブ）

代表的なレジメン：オビヌツズマブ併用療法（CHOPやベンダムスチンなどと併用時）

【導入療法】

薬剤名	用法用量		Day 1	～	8	～	15	～	21 (28)
オビヌツズマブ（ガザイバ®）催吐 最小	1サイクル目	1,000mg 点滴静注	●		●		●		
	2サイクル目以降		●						

[適応・特徴]

● シクロホスファミド、ドキソルビシン、ビンクリスチンおよびプレドニゾロンまたはメチルプレドニゾロン併用の場合：1コース3週間、Total 8サイクル

● シクロホスファミド、ビンクリスチンおよびプレドニゾロンまたはメチルプレドニゾロン併用の場合：1コース3週間、Total 8サイクル

● ベンダムスチン併用の場合：1コース4週間、Total 6サイクル

【維持療法】単独投与により2か月に1回、最長2年間、投与を繰り返す

● 悪性リンパ腫：CD20陽性の濾胞性リンパ腫に使用される

投薬管理のポイント

● ルートの注意点：インラインフィルター（0.2または0.22μm）を使用する

● 併用禁忌：なし

● 併用注意：生ワクチンまたは弱毒生ワクチン、降圧薬

● レジメン併用薬：抗ヒスタミン薬、解熱鎮痛薬

副腎皮質ホルモン（副腎皮質ホルモンと併用しない場合）

● よくあるトラブル対応：下表を参照

インフュージョンリアクション	投与速度を下げるまたは投与を中断し、抗ヒスタミン薬、解熱鎮痛薬、副腎皮質ホルモン薬などを投与する
腫瘍崩壊症候群	ただちに投与を中止し、生理食塩液（生食）、高尿酸血症治療薬などの投与、透析などを行う

CHECK

・フローサイトメトリー法などにより検査を行い、CD20抗原が陽性であることを確認する。

・B型肝炎ウイルスの再活性化による肝炎を生じることがあるため、本剤投与に先立って肝炎ウイルス感染の有無を確認する。

ドクターの考え方

　オビヌツズマブはリツキシマブの改良版であるが、臨床試験での優越性は無増悪生存期間のみで示されており、使用する場合は、併用治療後、維持療法を行うことが前提となる（未治療濾胞性リンパ腫におけるGB＋G維持療法〈＝オビヌツズマブ＋ベンダムスチン併用療法後にオビヌツズマブ維持療法を行う〉など）。副作用の種類はリツキシマブと同様であるが、インフュージョンリアクションをはじめとし、オビヌツズマブのほうが副作用の発現頻度が高く、特に維持療法中の感染症には注意が必要である。

（森田侑香、八木　悠）

このレジメンで特に注意したい副作用

（中外製薬株式会社：ガザイバ®添付文書）

副作用・発現頻度	発現時期	ポイント
インフュージョンリアクション **60.2%**	初回投与時の投与中～24時間以内	・アナフィラキシー、血圧低下、悪心、悪寒、気管支けいれん、咽頭・咽喉刺激感、喘鳴、喉頭浮腫、心房細動、頻脈、過敏症などが現れる場合あり p178 ・腫瘍量の多い患者は発現リスクが高い
好中球減少 **43.0%**	投与2週～	・遷延する例や本剤の投与終了から4週間以上経過して発現する例も報告あり p158
腫瘍崩壊症候群 **0.9%**	1サイクル目に多い	・異常が認められた場合は投与を中止し、適切な処置（生食、高尿酸血症治療薬などの投与、透析など）を実施 p28

その他の副作用

- 悪心・嘔吐 p162
- 便秘 p168
- 下痢 p166
- 感染症
- 脱毛 p170
- 疲労、発熱、悪寒
- 血小板減少 p158
- 末梢性ニューロパチー、頭痛
- 間質性肺疾患

ケア・患者指導のポイント

準備・投与前	① 調製時、生食以外は使用しない
	★ 2回目以降投与の場合、前回投与時にインフュージョンリアクションの発現状況を確認
	② 投与速度の確認
	★ 初回投与、2回目以降投与、前回のインフュージョンリアクションの有無により、投与速度が異なる
	③ 前投薬の確実な実施
	★ インフュージョンリアクションを軽減させるため
	★ 前投薬は、抗ヒスタミン薬、解熱鎮痛薬、副腎皮質ホルモン（副腎皮質ホルモンと併用しない場合）
	④ 副作用の確認（2サイクル目以降）
	★ 前回投与後の副作用症状を確認

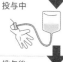

投与中

●インフュージョンリアクションに注意
★ インフュージョンリアクションが発現した場合、投与中断、中止、投与速度の変更などの対応を実施
★ 特に、腫瘍量の多い患者は注意が必要

投与後

●腫瘍崩壊症候群に注意
★ 血清中電解質濃度および腎機能検査を行うなど、患者の状態を十分に観察

（清 美奈）

olaparib単剤
オ ラ パ リ ブ

代表的なレジメン：オラパリブ単剤

薬剤名	用法用量	Day 1	〜
オラパリブ (リムパーザ®) 催吐 軽	1回300mg 1日2回内服	● ●	投与

[適応・特徴]

● **卵巣がん**：白金系抗がん薬感受性の再発卵巣がんにおける維持療法、BRCA遺伝子変異陽性の卵巣がんにおける初回がん薬物療法後の維持療法、相同組換え修復欠損を有する卵巣がんにおけるベバシズマブを含む初回がん薬物療法後の維持療法として推奨される

● **乳がん**：BRCA遺伝子変異陽性かつHER2陰性の手術不能または再発乳がんの治療に用いる。アントラサイクリン系およびタキサン系抗がん薬を含むがん薬物療法歴を有する患者が治療対象となる

● **前立腺がん**：BRCA遺伝子変異陽性の遠隔転移を有する去勢抵抗性前立腺がんの治療に使用される

● **膵がん**：BRCA遺伝子変異陽性の治癒切除不能な膵がんにおける白金系抗がん薬を含むがん薬物療法後の維持療法に使用される

● **サイクル**：連日内服、病勢増悪まで継続

＊BRCA遺伝子変異陽性の卵巣がんにおける初回化学療法後の維持療法、相同組換え修復欠損を有する卵巣がんにおけるベバシズマブを含む初回化学療法後の維持療法の場合は、投与開始後2年が経過した時点で完全奏効が得られている患者では投与を中止する

投薬管理のポイント

● **併用禁忌**：なし
● **併用注意**：下表を参照

オラパリブの血中濃度上昇	・CYP3A阻害薬（イトラコナゾール、リトナビル、ボリコナゾールなど） ・グレープフルーツ（ジュースを含む）
オラパリブの血中濃度低下	・CYP3A誘導薬（リファンピシン、フェニトイン、カルバマゼピンなど） ・セントジョーンズワートなどの健康食品・サプリメント

＊中等度から高度のCYP3A阻害薬併用の場合は、減量を考慮する

● **支持療法**：催吐性リスク（軽）に対してドンペリドン、メトクロプラミド、プロクロルペラジンなど

＊国内ガイドラインでは軽度に分類されているが、NCCNガイドライン（2021年版）ではModerate to high emetic risk（催吐頻度≧30%）に分類されている

● **よくあるトラブル対応**：下表を参照

オラパリブの内服を忘れた時	・通常の服用時間の2時間以内であれば、服用して問題ない ・2時間を超えた場合は1回分スキップし、次の決められた時間に1回分を服用 ・内服を忘れた場合は服薬日誌に記録し、次回受診時に医師へ伝えるよう指導する
食事の影響	・食事に関係なく1日2回、12時間ごとに毎日決まった時間に服用する ・グレープフルーツ（ジュースを含む）の摂取は避ける ・健康食品・サプリメントは、摂取する前に必ず使用可否を確認するよう説明しておく
粉砕・溶解の可否	・粉砕や溶解をした場合の安全性および有効性が確立していないため、推奨されない

このレジメンで特に注意したい副作用 (Pujade-Lauraine E, et al. *Lancet Oncol* 2017；18(9)：1274-1284)

副作用・発現頻度	発現時期	ポイント
悪心 75.9%	投与1か月以内	・減量や制吐薬投与により対応可能 ・投与初期に発現し、内服継続中に回復 p162
貧血 43.1%	投与6か月以内	・休薬・減量および輸血などの支持療法により対応可能
疲労 37.9%	投与3か月以内	・持続的な特性を有する ・発現頻度のピークは6〜9か月前後

その他の副作用

- 骨髄抑制 p158
- 嘔吐 p162
- 無力症
- 口腔粘膜炎 p164
- 味覚異常 p176
- 頭痛
- 間質性肺疾患

ケア・患者指導のポイント

内服前

●副作用、内服状況の確認（2サイクル目以降）
★ 前回投与後の副作用症状を確認
★ 骨髄機能を確認
★ 悪心の発現状況、制吐薬の使用状況を確認
★ 疲労、無力症の症状経過、日常生活に対する影響の程度について確認

内服期間中

●感染症、貧血、悪心に注意
★ 感染対策の必要性を説明
★ 貧血に伴う労作時の息切れ、動悸、立ちくらみなどの症状について説明
★ 休息と睡眠を十分に取るよう指導
★ 制吐薬の使用方法、悪心発現時の食事の工夫やこまめな水分摂取を指導

CHECK

・BRCA遺伝子は、遺伝性乳がん・卵巣がん（HBOC）症候群の原因遺伝子である。
・HBOCは遺伝性疾患であり、患者だけでなく家族の重要な個人情報を取り扱うこととなるため、プライバシーにも十分な配慮が必要である。BRCA遺伝学的検査を行う場合、臨床遺伝専門医、認定遺伝カウンセラーなどによる遺伝カウンセリングが実施される。
・再発卵巣がんにおける維持療法の場合、下記条件を満たす患者が治療対象となる
　・白金系抗がん薬感受性再発（白金製剤を含む薬物療法終了後6か月以降に再発）
　・再発後に白金製剤を含む薬物療法を実施し、完全あるいは部分奏効している（2レジメン以上の白金製剤を含む治療歴がある）

ドクターの考え方

　BRCA遺伝子変異陽性のがんに対してPARP阻害薬の有効性が確立され、乳がんと卵巣がんのほかに、前立腺がんや膵がんでも承認されている。オラパリブ以外のPARP阻害薬も多数開発されつつあり、今後保険適用やコスト、副作用プロファイルに応じた使い分けが議論となる。乳がんにおいてはBRCA遺伝子変異陽性が適応の条件であり、タキサン系やアントラサイクリン系抗がん薬の終了が見込まれる際に、遺伝学的検査（BRACAnalysis®）が検討される。　　（中村翔平、奥屋俊宏）

（吉田 茜）

osimertinib単剤

オ　シ　メ　ル　チ　ニ　ブ

代表的なレジメン：オシメルチニブ単剤

薬剤名	用法用量	Day 1	～
オシメルチニブ （タグリッソ®）催吐最小	1回80mg 1日1回内服	●	投与

[適応・特徴]

● 肺がん：EGFR遺伝子変異陽性の手術不能または再発非小細胞肺がんに対する一次治療、および一次治療EGFRチロシンキナーゼ阻害薬耐性または増悪後のT790M変異陽性例に対する二次治療として使用される

● サイクル：連日内服、病勢増悪まで継続

投薬管理のポイント

● 併用禁忌：なし

● 併用注意：下表を参照

併用薬の血中濃度上昇	・P糖タンパク質の基質（フェキソフェナジン、ジゴキシンなど） ・BCRPの基質（ロスバスタチン、サラゾスルファピリジンなど）
オシメルチニブの血中濃度低下	・CYP3A誘導薬（リファンピシン、フェニトイン、カルバマゼピンなど） ・セントジョーンズワートなどの健康食品・サプリメント
催不整脈作用のある薬剤（QT間隔延長作用の増強）	・キニジン、プロカインアミド、オンダンセトロン、クラリスロマイシンなど

● 支持療法：下表を参照

ざ瘡様皮疹、皮膚乾燥、爪囲炎	保湿剤、ステロイド外用剤、内服抗菌薬
下痢	ロペラミド

● よくあるトラブル対応：下表を参照

オシメルチニブの内服を忘れた時	・気づいたときに1日分の量を服用。ただし、1日2回飲むことはしない ・内服を忘れた場合は服薬日誌に記録し、次回受診時に医師へ伝えるよう指導する
食事の影響	・食事に関係なく1日1回、毎日決まった時間に服用する ・健康食品・サプリメントは摂取する前に必ず使用可否を確認するよう説明しておく

ドクターの考え方

　EGFRの遺伝子変異陽性患者に対して使用される第三世代EGFR阻害薬である。臨床試験の結果から、ゲフィチニブまたはエルロチニブとの比較で無増悪生存期間、全生存期間を有意に延長することが示されている。変異型EGFRの活性を強力に阻害する。野生型EGFRに対する活性は低く、高い効果がある一方で毒性は軽くなっている。また、第一・二世代ですでに治療開始されている症例において、第一・二世代の耐性因子であるEGFR遺伝子T790M変異陽性が確認された場合にも、二次治療として使用される。近年は、本レジメンに耐性となった患者に対する治療法の研究が進んでいる。　　　　　　　　　　　　　　　　　　　　　　　　　　　　　（大東　杏、細見幸生）

このレジメンで特に注意したい副作用 (Mok TS, et al. *N Engl J Med* 2017；376(7)：629-640)

副作用・発現頻度	発現時期	ポイント
下痢 41%	投与数日〜4週以内	・止瀉薬で対応、こまめな水分摂取を励行 ・ベースラインと比べて4回以上の排便回数となる場合は休薬、減量を考慮 p166
発疹 34%	発疹：1〜4週 皮膚乾燥：3〜5週 爪囲炎：6〜8週	・スキンケア（清潔、保湿、保護）が基本 ・投与量に依存するため、休薬、減量で対応する p172
QT延長 4%	全期間	・QT延長を生じる ・開始前および投与中は心電図検査、電解質（K、Mg、Caなど）の検査を定期的に実施 p182
間質性肺疾患 4%	全期間	・初期症状は、咳嗽・息切れ・呼吸困難・発熱など ・異常が認められた場合には投与を中止し、胸部X線などの検査を行い、副腎皮質ホルモンを投与するなど適切に処置 ・定期的に検査を行うなど十分に観察 （12週間以内の発現が多いとの報告ある）

Part 1

O osimertinib

その他の副作用

● 骨髄抑制 p158 ● 倦怠感 ● 血栓塞栓症 p182
● 口腔粘膜炎 p164 ● 肝障害 ● 角膜障害
● 悪心 p162 ● うっ血性心不全 p182

ケア・患者指導のポイント

内服前

● 副作用、内服状況の確認（2サイクル目以降）
★ 前回投与後の副作用症状を確認
★ 骨髄機能、肝機能を確認
★ 皮膚障害（発疹、皮膚乾燥、爪囲炎など）の発現状況、スキンケアの実施状況を確認
★ 下痢、排便回数、止瀉薬の使用状況を確認
★ 動悸、胸部不快感などの不整脈に伴う症状がないか確認。電解質異常があれば補正を医師に依頼
★ 息切れ、呼吸困難感、空咳、発熱など間質性肺疾患を疑う症状があれば、医師に報告

内服期間中

● 皮膚障害、下痢、間質性肺疾患に注意
★ スキンケアについて、事前に指導しておく。ステロイド外用剤の使い分けや塗布方法、爪囲炎に対するテーピング法について説明
★ 止瀉薬の使用方法、こまめな水分摂取を指導
★ 間質性肺疾患を疑う症状（上記）、下痢や悪心に伴う脱水症状（めまい、頭痛、尿量減少など）があれば内服を中止し、すみやかに医療者に連絡するよう説明

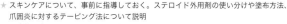

CHECK
・他のEGFRチロシンキナーゼ阻害薬と比べて、骨髄抑制の発現頻度が高い。
・不整脈リスク評価として下記項目について事前に聴取しておく。
　・既往歴（心疾患、甲状腺疾患など）
　・虚血性心疾患リスク因子（喫煙歴、高血圧、糖尿病、脂質異常症など）
　・催不整脈作用のある薬剤の併用有無、心毒性のある抗がん薬の投与歴

（吉田　茜）

paclitaxel（wPTX）単剤　　応用例 Her＋wPTX、Bev＋PTX、Cmab＋PTX

代表的なレジメン：wPTX（weekly PTX）単剤

薬剤名	用法用量	Day 1	〜	7
パクリタキセル（PTX）（タキソール®）催吐軽 EV高	〈乳がん〉80mg/m² 〈頭頸部がん〉100mg/m² 点滴静注（60分）	●		

[適応・特徴]

● 乳がん：乳がんの標準治療として使用される
● 頭頸部がん：再発または遠隔転移を有する頭頸部がんに使用される
● サイクル：乳がんでは1コース1週間、術前・術後ではTotal12サイクル。頭頸部がんではday1、8、15、22、29、36、7週ごと、病勢増悪まで継続

投薬管理のポイント

● ルートの注意点：インラインフィルターを使用する。可塑剤としてDEHPを含有しているものを避ける
● 併用禁忌：ジスルフィラム、シアナミド
● 併用注意：下表を参照

・ビタミンA	・マクロライド系抗菌薬	・シクロスポリン
・アゾール系抗真菌薬	・ベラパミル	・ミダゾラム

● レジメン併用経口薬：なし
● 支持療法：アレルギーに対して、ジフェンヒドラミン、ファモチジン*、デキサメタゾン
*適応外だが抗ヒスタミン薬（H₂受容体拮抗薬）との併用効果がある可能性あり
● よくあるトラブル対応：下表を参照

① アルコール不耐症の場合は投与を避ける
② パクリタキセルは壊死起因性抗がん薬のため、血管外漏出を起こした際にはすみやかに対応する

ドクターの考え方

　パクリタキセルは複数の固形腫瘍に使用されており、がん薬物療法における主要な薬剤の1つである。疎水性で水に溶けにくいため、ポリオキシエチレンヒマシ油と無水エタノールが添加されており、過敏反応やアルコール反応が問題になる。過敏反応は初回や2回目の投与で生じることが多く、初回はモニタリングを行う。
　毎週投与の場合、受診回数が増えるというデメリットの一方で、副作用に応じた投与量の減量や中止といった調整がしやすいメリットもある。　　　　　　　　　　　　　（中村翔平、奥屋俊宏）

このレジメンで特に注意したい副作用　(Sparano JA, et al. *N Engl J Med* 2008；358：1663-1671)

副作用・発現頻度	発現時期	ポイント
神経障害* **27%**	蓄積	● 手足のしびれ、痛みなどが発現した場合はすぐに申し出るよう説明 ● 高頻度に発現するため、適切に減量、休薬 p174
好中球減少 | 2%	投与 10～14日	● 発熱性好中球減少症（FN）は1% p160 ● 必要に応じて減量、休薬を考慮
関節痛・筋肉痛 | 2%	投与 1～3日	● 症状に合わせて対症療法を実施

＊Grade 2～4

ケア・患者指導のポイント

準備・投与前	① アルコール不耐症の確認
	★ アルコール成分が含まれるため、アルコール不耐症でないことを確認
	② 前投薬の確実な実施
	★ アレルギー予防のため、ジフェンヒドラミン、ファモチジン、デキサメタゾンが投与されていることを確認
	③ 副作用の確認（2サイクル目以降）
	★ 前回投与後の副作用症状（末梢神経障害など）を確認
	★ 骨髄機能を確認

投与中	① アレルギー症状の観察
	★ 発疹、顔面紅潮、息苦しさ、動悸などが発現した場合には、すぐに医療者へ申し出るよう説明
	② 抗がん薬の血管外漏出に注意
	★ 壊死起因性抗がん薬のため、血管痛、穿刺部位の発赤／腫脹を確認

投与後	● 末梢神経障害の観察
	★ 末梢神経障害で日常生活に支障が出ていないか確認

🅱 CHECK

・パクリタキセルにはアルコール成分が含まれるため、自動車での通院は避けるよう注意する。

（渡邉貴子）

panitumumab(Pmab)単剤

バ　ニ　ツ　ム　マ　ブ　　ピ　ー　マ　ブ

応用例 Pmab＋FOLFOX、Pmab＋FOLFIRI

代表的なレジメン：Pmab単剤

薬剤名	用法用量	Day 1	～	14
パニツムマブ（Pmab） （ベクティビックス®） 催吐最小 EV低	6mg/kg 点滴静注	●		

[適応・特徴]

● **大腸がん**：RAS遺伝子野生型の治癒切除不能な進行・再発の大腸がんに対して併用または単剤で使用される

● **サイクル**：1コース2週間、病勢増悪まで継続

投薬管理のポイント

● **ルートの注意点**：インラインフィルター（0.2または0.22μm）を使用する

● **併用禁忌**：なし

● **併用注意**：なし

● **レジメン併用経口薬**：なし

● **支持療法**：なし

ドクターの考え方

　EGFR抗体であり、セツキシマブ **p56** よりもEGFRへの親和性が高く、皮膚障害が出やすいとされている。完全ヒト化抗体でありインフュージョンリアクションのリスクがセツキシマブより低いメリットから選択されることもある。大腸がんの一次治療においては、抗腫瘍効果はセツキシマブ、パニツムマブに大きな差はないとされ、医師によってどちらを用いるか分かれるところである。遺伝子変異や腫瘍の局在（右側・左側）により、近年はEGFR抗体の抗腫瘍効果が期待できるかどうかある程度判別できるようになってきており、適応のある患者に対しては積極的に使っていく傾向である。

(田村太一、下山　達)

このレジメンで特に注意したい副作用 (Muro K, et al. *Jpn J Clin Oncol* 2009；39：321-326)

副作用・発現頻度	発現時期	ポイント
皮膚障害 約80%	ざ瘡様皮疹：投与〜 皮膚乾燥：4週前後〜 爪囲炎：8週前後〜	・ざ瘡様皮疹、皮膚乾燥、爪囲炎を発現 ・スキンケア（保清、保湿など）を実施 ・ざ瘡様皮疹、爪囲炎発現時には部位に応じてステロイド外用剤を使用 p172
電解質異常 10〜20%	全期間	・低Mg血症、低Ca血症などを発現 ・血清Mg濃度が1.2mg/mL以下の場合は心電図計測を行い、QT間隔延長がないか確認
インフュージョンリアクション 1〜3%	投与〜24時間	・熱感、悪寒、蕁麻疹などの症状が発現した場合はすみやかに報告するように指導 p178

その他の副作用

● 下痢 p166

ケア・患者指導のポイント

準備・投与前

①RAS遺伝子変異の有無を確認
★ RAS遺伝子野生型に使用できるため

②皮膚の状態を確認
★ 投与前の皮膚の状態を確認

③副作用の確認（2サイクル目以降）
★ 前回投与後の副作用症状を確認

投与中

①投与ルート、投与速度の確認
★ インラインフィルターを使用
★ 60分以上かけて点滴静注（1回投与量が1,000mgを超える場合には90分以上かける）

②インフュージョンリアクションの発現に注意
★ 悪寒、熱感、悪心などの初期症状を観察

投与後

①皮膚障害に注意
★ ざ瘡様皮疹
★ 皮膚乾燥
★ 爪囲炎

②電解質異常の確認

CHECK

・RAS遺伝子変異陽性の患者には効果が期待できないので使用しない。
・皮膚障害に対するセルフケア（保清、保湿など）を行えるように指導する。

（後藤総太郎）

pembrolizumab (Pembro) 単剤
ペムブロリズマブ ペンブロ

応用例 PEM＋Pembro、Pembro＋axitinib

代表的なレジメン：Pembro単剤

薬剤名	用法用量		Day 1	〜
ベムブロリズマブ（Pembro）(キイトルーダ®) 催吐 最小	1回200mg	点滴静注（30分）	●	3週間ごと
	1回400mg		●	6週間ごと

［ 適応・特徴 ］
● 適応：下表を参照

・悪性黒色腫	用法用量は上記のとおり。ただし、術後補助療法ではTotal12か月間まで
・切除不能な進行・再発の非小細胞肺がん ・再発または難治性の古典的ホジキンリンパ腫 ・再発または遠隔転移を有する頭頸部がん ・がん薬物療法後に増悪した 　　根治切除不能な尿路上皮がん 　　進行・再発のMSIHighを有する固形がん 　　（標準的な治療が困難な場合に限る） 　　PD-L1陽性の根治切除不能な進行・再発の 　　食道扁平上皮がん	用法用量は上記のとおり
・根治切除不能または転移性の腎細胞がん	用法用量は上記のとおり（アキシチニブとの併用）

● サイクル：1コース3週間または6週間、病勢増悪まで継続（悪性黒色腫の術後補助療法はTotal12か月まで）

投薬管理のポイント

● ルートの注意点：インラインフィルター（0.2〜5μm）を使用する
● 併用禁忌・注意：なし
● レジメン併用経口薬：アキシチニブ（根治切除不能または転移性の腎細胞がんの場合のみ）
● 支持療法：副腎皮質ホルモン、甲状腺ホルモン

ドクターの考え方

　数々の臨床試験によりその有用性が証明され、多くのがん種において適応が広がっている。投与が短時間で済み、投与直後の副作用が少ないことから、外来での投与が基本である。初回はインフュージョンリアクションのリスクがあるため、入院で投与されることもあるが、その場合も1〜2泊の短期入院で十分である。
　ニボルマブとの主な違いは「投与間隔」であり、使いわけは医師によって個々に判断されている。投与は3週間隔とされていたが、倍量を6週間隔で投与する方法も可能になったため、患者の来院負担を大幅に軽減できるようになった。

（森田侑香、金政佑典）

このレジメンで特に注意したい副作用

（MSD株式会社：キイトルーダ®添付文書）

副作用・発現頻度	発現時期	ポイント
甲状腺機能低下症・亢進症、甲状腺炎 1〜11%	全期間	●内分泌機能検査（TSH、遊離T3、遊離T4、ACTH、血中コルチゾールなどの測定）を定期的に実施
間質性肺疾患 4.1%	全期間	●初期症状は、咳嗽・息切れ・呼吸困難・発熱など ●異常が認められた場合には投与を中止し、胸部X線などの検査を行い、副腎皮質ホルモンを投与するなど適切に処置 ●定期的に検査を行うなど十分に観察
大腸炎、小腸炎、重度の下痢 0.1〜1.8%	全期間	●腸炎から穿孔、イレウスに至る例の報告あり ●持続する下痢、腹痛、血便などの症状が認められた場合には、本剤の投与中止など適切な処置を実施 p166

その他の副作用

● 肝障害、肝炎、硬化性胆管炎
● 神経障害
● 腎障害
● インフュージョンリアクション p178
● 下垂体機能障害
● 副腎障害
● I 型糖尿病
● 膵炎
● 筋炎、横紋筋融解症
● 重症筋無力症

ケア・患者指導のポイント

準備・投与前

① 前回投与量、休薬期間を確認
② 副作用（免疫関連有害事象：irAE p103 ）の自覚症状の有無を確認（2サイクル目以降）
★ 前回投与後の自覚症状のモニタリングとともに、定期的な検査の有無を確認
③ 投与速度、投与時間の確認

投与中

● インフュージョンリアクションに注意
★ アナフィラキシーを含むインフュージョンリアクションが認められた場合には、本剤の投与中止などの適切な処置を行うとともに、症状が回復するまで患者の状態を十分に観察

投与後

● 副作用（irAE）の自覚症状を説明
★ 自覚症状がある場合は、すぐに医療者へ連絡するよう再度説明

CHECK

・T細胞活性化作用により、過度の免疫反応に起因すると考えられるさまざまな疾患や病態が現れることがある。観察を十分に行い、異常が認められた場合には、過度の免疫反応による副作用の発現を考慮し、適切な鑑別診断を行う。過度の免疫反応による副作用が疑われる場合には、副腎皮質ホルモンの投与などを考慮する。
・投与終了後に重篤な副作用が現れることがあるので、本剤投与終了後も引き続き観察を十分に行う。

（清 美奈）

pemetrexed (PEM) 単剤

ペ メ ト レ キ セ ド

応用例 CDDP＋PEM、CBCA＋PEM、gefitinib＋CBDCA＋PEM

代表的なレジメン：PEM単剤 　　　　　　　　　　　　　　同時に参照：CDDP＋PEM p52

薬剤名	用法用量	Day 1	〜	21
ペメトレキセド（PEM） （アリムタ®）催吐 軽 EV 低	500mg/m² 点滴静注（10分）	●		

［ 適応・特徴 ］

● 肺がん：ドライバー遺伝子変異／転座陰性Ⅳ期非小細胞肺がん（非扁平上皮がん）に対する二次治療として使用される

● 悪性胸膜中皮腫：CDDP＋PEM p52 として、悪性胸膜中皮腫の一次治療に用いられる。二次治療以降に本レジメンで投与される場合もある。

● サイクル：1コース3週間、病勢増悪まで継続

投薬管理のポイント

● ルートの注意点：輸液バッグ、輸液セットへの吸着はほとんどなし。フィルター使用可

● 併用禁忌：なし

● 併用注意：下表を参照

ペメトレキセドのクリアランス低下による副作用増強	・NSAIDs（イブプロフェンなど）＊ ・腎毒性を有する薬剤または腎排泄型薬剤（プロベネシド、ペニシリンなど）

＊NSAIDsについて（米国添付文書より）：腎障害時は、ペメトレキセド投与2日前〜投与2日後の5日間は内服を避ける。半減期が長い薬剤（ナプロキセンなど）の場合は、投与5日前〜投与2日後の8日間は内服を避ける

● レジメン併用経口薬：下表を参照

ビタミンB₁₂製剤	・1回1mg、筋肉内注射 ・ペメトレキセド初回投与日の少なくとも7日前に投与。以降、9週毎に投与
葉酸	・1回0.5mg、1日1回、連日内服 ・ペメトレキセド初回投与日の7日以上前から開始

＊ビタミンB₁₂製剤、葉酸ともにペメトレキセド最終投与日から22日目まで投与

● 支持療法：催吐性リスク（軽度）に対して、デキサメタゾン6.6mg（day1）

● よくあるトラブル対応：下表を参照

配合変化	・リンゲル液など、カルシウムを含む輸液との混合は不可 ・他剤と混合しない
溶解後の安定性	・溶解後はすみやかに投与する ・保存する場合は2〜8℃で保存し、24時間以内に使用する

ドクターの考え方

　単剤では、非小細胞肺がんに対して二次治療以降で用いられるレジメンの1つである。臨床試験でDTX単剤 p64 と比較して、奏効割合・生存期間中央値ともに同等であることが報告されている。ドセタキセルに比べて、好中球減少症や脱毛の発現率は有意に低いことが示されており個々の症例において、副作用を考慮し選択される。　　　　　　　　　　　　　　（大東　杏、細見幸生）

このレジメンで特に注意したい副作用　(Hanna N, et al. *J Clin Oncol* 2004；22(9)：1589-1597)

副作用・発現頻度	発現時期	ポイント
発疹 **14.0%**	投与3～10日	• 海外臨床試験ではデキサメタゾン8mg/日を薬物療法前日より3日間予防内服 • 発疹発現時は、ステロイドや抗アレルギー薬の内服、ステロイド外用剤塗布で対応 p172
好中球減少 **10.9%**	投与6～42日	• 必要に応じて休薬、減量を考慮 p158
血小板減少 **8.3%**	投与4～29日	• 必要に応じて休薬、減量を考慮 p158

その他の副作用

- 貧血 p158
- 悪心 p162
- 肝障害
- 疲労
- 下痢 p166
- 口腔粘膜炎 p164
- 腎不全
- 間質性肺疾患

ケア・患者指導のポイント

準備・投与前

① ビタミンB$_{12}$製剤投与の必要性を確認
★ 定期的にビタミンB$_{12}$製剤の投与が必要となるため、処方漏れや投与忘れに注意
② 副作用、内服状況の確認（2サイクル目以降）
★ 前回投与後の副作用症状を確認
★ 骨髄機能を確認
★ 皮膚症状を確認し、発疹などがあれば医師に報告
★ 消化器症状（悪心、口腔粘膜炎、下痢など）の発現状況を確認
★ 息切れ、呼吸困難感、空咳、発熱など間質性肺疾患を疑う症状があれば、医師に報告

投与中

● 抗がん薬の血管外漏出に注意
★ 非壊死性抗がん薬のため、血管痛、穿刺部位の発赤／腫脹を観察

投与後

● 骨髄抑制、消化器症状、間質性肺疾患に注意
★ 感染予防策を指導
★ 制吐薬、止瀉薬などの処方があれば、使用方法を指導
★ 間質性肺疾患を疑う症状（上記）があれば内服を中止し、すみやかに医療者に連絡するよう説明

⚕ CHECK

・多量の胸水または腹水が認められる患者では、副作用が増強する報告があるため、体腔液の排出を検討する。

（吉田　茜）

ramucirumab(RAM)単剤

ラ ム シ ル マ ブ ラ ム

応用例 FOLFIRI＋RAM、DTX＋RAM、nabPTX＋RAM、RAM＋PTX、RAM＋erlotinib、RAM＋gefitinib

代表的なレジメン：RAM単剤　　　　　　　　　　　　　　同時に参照：DTX＋RAM p70

薬剤名	用法用量	Day 1	～	15	～	21
ラムシルマブ（RAM） （サイラムザ®）催吐 最小 EV 低	8mg/kg 点滴静注 （適応により異なる、下記を参照）	●		●		
	10mg/kg	●				

[適応・特徴]

● **胃がん**：切除不能な進行再発胃がんの二次治療以降で使用される。PTX p124 やnabPTX p110 と併用されることが多い

● **大腸がん**：切除不能な進行再発大腸がんの二次治療以降でFOLFIRI p78 と併用で使用される

● **非小細胞がん**：切除不能な進行・再発の非小細胞肺がんの二次治療以降でDTX p64 と併用で使用される。EGFR遺伝子変異陽性に対し、**エルロチニブ** p76 、**ゲフィチニブ** p88 と併用し使用される場合がある

● **肝細胞がん**：がん薬物療法後に増悪した血清AFP値が400ng/mL以上の切除不能な肝細胞がんに使用される

● **サイクル**：下表を参照

胃がん、大腸がん、肝細胞がん	1コース2週間、病勢増悪まで継続
肺がん	1コース3週間、病勢増悪まで継続

投薬管理のポイント

● 用法用量：下表を参照

・切除治癒不能な進行再発胃がん ・切除不能な進行・再発の大腸がん ・がん薬物療法後に増悪した血清AFP値が400ng/mL以上の切除不能な肝細胞がん	8mg/kg
・切除不能な進行・再発の非小細胞肺がん	10mg/kg

● **ルートの注意点**：タンパク質透過型のインラインフィルター（0.2または0.22μm）を使用する

● **併用禁忌**：なし

● **併用注意**：抗凝固薬（ヘパリン、ワルファリンなど）

● **レジメン併用経口薬**：非小細胞肺がんの場合、エルロチニブ、ゲフィチニブ

● **支持療法**：インフュージョンリアクションに抗ヒスタミン薬（ジフェンヒドラミンなど）

● **よくあるトラブル対応**：インフュージョンリアクションが発現した場合は、症状に応じて投与を中断し、医師へ連絡する

CHECK

・高血圧が生じることがあるため、定期的な血圧測定を行う。

・鼻出血などが起こる可能性があるため、事前に説明しておく。

このレジメンで特に注意したい副作用 (Fuchs CS, et al. *Lancet* 2014；383(9911)：31-39)

副作用・発現頻度	発現時期	ポイント
タンパク尿 20〜30%	全期間	● 投与期間中は定期的に尿タンパクを測定 ● 「2＋」以上となった場合は、24時間畜尿や尿中のタンパク／クレアチニン比を測定
出血 約20%	全期間	● 鼻出血や歯肉出血、喀血、血尿などが認められることがある ● 出血が止まらない場合は連絡するように伝える
高血圧 10〜20%	全期間	● 定期的に血圧測定をするように指導 ● 高血圧が現れた場合には降圧薬の投与を考慮 p182
インフュージョンリアクション 約3%	投与24時間以内	● 熱感、悪寒、蕁麻疹などの症状が発現した場合は、すみやかに報告するように指導 p178

その他の副作用
● 動脈静脈血栓症 p182 ● 消化管穿孔 ● 創傷治癒遅延

ケア・患者指導のポイント

準備・投与前

① 既往歴などの把握
★ 高血圧、血栓症、抗凝固薬内服などのある患者には注意
★ 高侵襲の手術前後28日間の投与は注意が必要
★ 尿タンパクを確認

② 投与ルート、前投薬の確認
★ 抗ヒスタミン薬（ジフェンヒドラミンなど）の処方を確認

③ 副作用の確認（2サイクル目以降）
★ 前回投与後の副作用症状を確認

投与中

① 投与速度の確認
★ 60分以上かけて点滴静注。初回の忍容性が良好であれば2回目以降30分間まで短縮可

② インフュージョンリアクションの発現に注意
★ 悪寒、熱感、悪心などの初期症状を観察

投与後

● 副作用に注意
★ 高血圧、出血（鼻出血、歯肉出血、消化管出血、喀血など）、タンパク尿

ドクターの考え方

　ベバシズマブ p30 と同様に血管新生阻害薬であり、起こりうる副作用は類似する。他の殺細胞性抗がん薬との併用で好中球減少症の頻度が上がることが知られており、他剤との併用時は注意が必要である。大腸がんにおいては、ベバシズマブ＋オキサリプラチンベースの一次治療の後に、二次治療としてFOLFIRI＋RAM、FOLFIRI＋アフリベルセプト ベータ（血管新生阻害薬）の有効性が示されているが、これらの血管新生阻害薬を使い分けるための指標は現在のところ確立されておらず、担当医によってどれを使用するか分かれる。　　　　　　　　　　　　（田村太一、下山 達）

（後藤総太郎）

regorafenib単剤
レゴラフェニブ

代表的なレジメン：レゴラフェニブ単剤

薬剤名	用法用量	Day 1	～	21	～	28
レゴラフェニブ （スチバーガ®）催吐 軽	1回160mg 1日1回、食後に内服	● 投与 →		●		

[適応・特徴]

● **大腸がん**：治癒切除不能な進行・再発の大腸がんに使用される

● **消化管間質腫瘍**：がん薬物療法後に増悪した消化管間質腫瘍（GIST）に使用される

● **肝がん**：がん薬物療法後に増悪した切除不能な肝細胞がんに使用される

● **サイクル**：1コース4週間（3週間内服、1週間休薬）、病勢増悪まで継続

投薬管理のポイント

● **併用禁忌**：なし

● **併用注意**：CYP3A4誘導薬・阻害薬、イリノテカン、BCRPの基質となる薬剤（ロスバスタチンなど）

● **レジメン併用経口薬**：なし

● **支持療法**：下表を参照

高血圧	降圧薬
手足症候群	保湿剤
下痢	止瀉薬（ロペラミドなど）

● **よくあるトラブル対応**：食事の影響を受ける薬剤のため、下記の点に注意する

①空腹時投与を避ける：未変化体の最高血中濃度（Cmax）および血中濃度−時間曲線下面積（AUC）の低下が認められるため（＝薬剤の効果が弱まる）

②高脂肪食後の投与を避ける：代謝物のCmaxおよびAUCの低下が認められるため

ドクターの考え方

　大腸がんの三次治療以降において、TAS-102単剤 p152 と並ぶレジメンである。どちらを先に用いたほうがよいかは現時点ではデータがない。レゴラフェニブのほうが手足症候群をはじめとした多様な副作用があるため、TAS-102が先に選択される場面がある。内服単剤のレジメンは、副作用が軽微で済む印象をもってしまいがちだが、手足症候群など重篤なものもあり、治療ごとの詳細な観察がカギとなる。早期発見、適切な減量・休薬が長期に使用するためのポイントとなる。

（田村太一、下山　達）

このレジメンで特に注意したい副作用　(Grothey A, et al. *Lancet* 2013；381（9863）：303-312)

副作用・発現頻度	発現時期	ポイント
手足症候群 47%	投与14日前後（比較的早期）	● 高頻度、かつ重症化しやすい ● 初期症状：紅斑・発赤 ● 好発部位：指尖・踵などの物理的刺激を受けやすい部位 p172
下痢 34%	全期間	● 軽度の場合、止瀉薬（ロペラミドなど）にて対応 ● 脱水を防ぐため、水分補給を推奨 p166
血圧上昇 28%	全期間（特に投与開始～1か月以内）	● 自宅での定期的な血圧測定を指導 ● 降圧薬は積極的に適応 ● 血圧が高値で、悪心・頭痛・胸痛・呼吸苦・めまいなどの症状を伴う場合、あるいは収縮期血圧180mmHg以上、拡張期血圧110mmHg以上の場合には、医療者へ連絡するよう説明 p182
皮疹 26%	全期間	● 前額部、顔面、頭皮、体幹などに好発 ● ステロイド外用剤、抗ヒスタミン薬の内服で対応 p172

その他の副作用

● 食欲不振
● 肝障害

● 声の変化
● 口腔粘膜炎 p164

ケア・患者指導のポイント

内服前

① 適応、用法用量の確認
② 副作用、内服状況の確認（2サイクル目以降）
★ 前回投与後の副作用症状（手足症候群、下痢、血圧上昇など）を確認

内服期間中

① 血圧測定、皮膚症状、血液学的検査の把握
★ 自宅での定期的な血圧測定を指導（朝：起床時1時間以内・食前・排尿後、夜：就寝前）
② 皮膚症状、下痢の予防・ケア
★ 手足症候群：物理的刺激や熱刺激、直射日光を回避、皮膚の保護、二次感染の予防
★ 下痢：脱水を防ぐため、水分摂取を励行

CHECK

・手足症候群は高頻度かつ重症化しやすいため、早期発見と適切な減量・休薬が必要である。

（殿村直也）

rituximab (RTX) 単剤

<ruby>リ<rt></rt></ruby><ruby>ツ<rt></rt></ruby><ruby>キ<rt></rt></ruby><ruby>シ<rt></rt></ruby><ruby>マ<rt></rt></ruby><ruby>ブ<rt></rt></ruby>

応用例 BR、R-CHOP

代表的なレジメン：RTX単剤

同時に参照：BR **p32** 、CHOP **p58**

薬剤名	用法用量*	Day 1	～	7
リツキシマブ（RTX） （リツキサン®）**催吐最小** **EV 低**	375mg/m² 点滴静注	●		

＊イブリツモマブの前投与のみ異なる（250mg/m²）

［ 適応・特徴 ］

● 悪性リンパ腫：CD20陽性のB細胞性非ホジキンリンパ腫に使用される

● その他：CD20陽性の慢性リンパ性白血病、免疫抑制状態下のCD20陽性のB細胞性リンパ増殖性疾患、イブリツモマブ投与の前投与など（先発品、後発品で適応異なる）

● サイクル：1コース1週間（組み合わせにより3週間）、Total 6～12サイクル（適応により大きく異なる）

投薬管理のポイント

● ルートの注意点：なし

● 併用禁忌：なし

● 併用注意：下表を参照

・生ワクチンまたは弱毒生ワクチン	・不活化ワクチン ・免疫抑制薬	・副腎皮質ホルモン　など

● レジメン併用経口薬：解熱鎮痛薬（支持療法）

● 支持療法：インフュージョンリアクションの予防として、抗ヒスタミン薬、解熱鎮痛薬

CHECK

・インフュージョンリアクションの注意を要する患者は、以下のような場合である。
  ・血液中に大量の腫瘍細胞がある（25,000/μL以上）など腫瘍量の多い患者
  ・脾腫を伴う患者
  ・心障害、肺障害を有する患者および既往歴がある患者
・対策として前投薬や段階的な投与速度の変更を行い、投与中はバイタルサインや自他覚症状を十分観察する。

ドクターの考え方

　Bリンパ球表面に発現しているCD20抗原に対する抗体薬であり、B細胞性非ホジキンリンパ腫だけではなく、リウマチなどの膠原病にも幅広く使用される。キメラ抗体のため、インフュージョンリアクションはほぼ必発であり、前投薬や投与速度を段階的に速めるなどの対策が必要となる。既存のレジメンとの併用で使われることが多いが、血中半減期が長いため、投与のタイミングは柔軟に変更可能である。インフルエンザワクチンなどは、治療後半年は効果が期待できなくなる。

(森田侑香、八木　悠)

このレジメンで特に注意したい副作用 （中外製薬株式会社：リツキサン®注適正使用ガイド）

副作用・発現頻度	発現時期	ポイント
インフュージョンリアクション **80%**	初回点滴静注開始後30分～2時間より24時間以内	● 発熱、悪寒、悪心、頭痛、疼痛、掻痒などの症状が発現 ● 必要に応じて、副腎皮質ホルモンの前投与を考慮 ● 初回投与で発現した約半数で、2回目以降の投与時には症状が認められていない **p178**
骨髄抑制 **10～20%**	全期間	● 血球減少 ● 定期的な血液検査を実施 **p158**
腫瘍崩壊症候群* **数%**	初回投与後12～24時間以内	● 末梢血液中の腫瘍細胞数が多い患者、脱水、腎障害のある患者は注意 **p28** ● リスクのある患者には、高尿酸血症治療薬の投与、補液による十分な尿量の確保 ● 血清中電解質（Na、K、Cl、Ca、P）、LDH値の測定、腎機能検査（BUN、クレアチニン、尿酸）を実施
B型肝炎ウイルスによる劇症肝炎、肝炎の増悪 **発現報告あり**	全期間	● 投与前にB型肝炎ウイルス感染の有無を確認 ● HBV-DNA量などの検査値を確認 ● 投与終了後12か月は観察が必要 ● ガイドラインに沿った対応が必要

＊B型肝炎ウイルスキャリアの患者または既往感染者に投与して症状が発現した報告があり、注意が必要

その他の副作用

● 皮膚粘膜障害
● 感染症

ケア・患者指導のポイント

準備・投与前

① 血液データの把握
② 副作用の確認（2サイクル目以降）
★ 前回投与後の副作用症状を確認

投与中

① 投与速度に注意
★ 初回と2回目以降で投与開始速度が異なる、また投与中に速度を変更
② インフュージョンリアクション発現に注意
★ 投与中は、血圧、脈拍、呼吸数などのバイタルサインのモニタリングや自他覚症状を観察

投与後

● インフュージョンリアクション発現に注意
★ 症状が発現した場合は、必要に応じて支持療法を実施

Part **1**　**R** rituximab（RTX）

（殿村直也）

137

S-1 (tegafur・gimeracil・oteracil) 単剤 [応用例] SOX、SIRB

エス ワン テガフール ギメラシル オテラシル

代表的なレジメン：S-1単剤

同時に参照：SOX p140

薬剤名	用法用量	Day 1	2	〜	28	〜	42
テガフール・ギメラシル・オテラシルカリウム（S-1）（ティーエスワン®）催吐 軽	1日2回、食後に内服（投与量は体表面積で調整）	●	●	投与	●		

[適応・特徴]

● 適応：胃がん、大腸がん、頭頸部がん、非小細胞肺がん、手術不能または再発乳がん、膵がん、胆道がんに使用される

● サイクル：基本的には1コース4週間内服、2週間休薬（他剤と併用する場合には投与期間は異なる）。Total期間は適応により異なる

投薬管理のポイント

● 用法用量：投与量は体表面積で調整する（下表を参照）

体表面積	投与量
1.25m²未満	40mg/回
1.25m²以上〜1.5m²未満	50mg/回
1.5m²以上	60mg/回

● 併用禁忌：フッ化ピリミジン系抗がん薬（5-FU、カペシタビンなど）、フッ化ピリミジン系抗真菌薬（フルシトシン）

● 併用注意：フェニトイン、ワルファリン、トリフルリジン・チピラシル

● レジメン併用経口薬：なし

● 支持療法：下表を参照

催吐性リスク（軽）	メトクロプラミド、ドンペリドン
下痢	ロペラミド、整腸剤
口腔粘膜炎	アズレンスルホン酸ナトリウム

● よくあるトラブル対応：服薬を忘れたときは服用せず、次の分から服用し、次回診察時に医師へ伝える

ドクターの考え方

　胃がん、大腸がん、膵がん、非小細胞肺がん、胆道がん、乳がんなど幅広いがん種で使用される経口抗がん薬である。流涙、下痢、悪心・嘔吐の副作用が知られている。5-FU分解阻害薬であるギメラシルが配合されており、肝代謝される経口フッ化ピリミジン系薬剤であるが、腎機能による用量調節が必要である。日本発の薬剤であり、S-1レジメンはわが国のオリジナルである。世界標準ではカペシタビンレジメンが多く用いられており、非劣性試験によりわが国でカペシタビンをS-1に置き換えたレジメンが開発されたという歴史がある。服薬アドヒアランスが悪いと抗腫瘍効果が不十分になったり、副作用が増強するリスクがある。看護師、薬剤師を含めた医療スタッフで協力しつつ、内服の状況について情報を得ていこうとする姿勢が重要である。

（田村太一、下山　達）

このレジメンで特に注意したい副作用 (Sakuramoto S, et al. *N Engl J Med* 2007；357：1810-1820 ティーエスワン®適正使用ガイド)

副作用・発現頻度	発現時期	ポイント
骨髄抑制 40〜50%	投与25日 ごろ	●感染予防（うがい、手洗い、マスクなど）を行うように指導 p158
下痢 20〜30%	投与〜3週	●Grade 2 以上の場合には休薬を考慮 ●止瀉薬（ロペラミドなど）、整腸剤など使用 p166
悪心・嘔吐 約20%	全期間	●軽度催吐性リスクだが、症状発現時には制吐薬（メトクロプラミドなど）を使用 p162
口腔粘膜炎 10〜20%	投与〜2週	●口腔ケアや含嗽による口腔粘膜炎の予防について説明 ●Grade 2 以上の場合には休薬を考慮 p164

その他の副作用

● 食欲不振 p176
● 色素沈着 p172
● 流涙

ケア・患者指導のポイント

内服前

① 適応や併用薬の確認
★ 適応や併用薬によって投与期間、休薬期間が異なるため

② 副作用、内服状況の確認（2サイクル目以降）
★ 前回投与後の副作用症状を確認
★ 血液データで骨髄機能を確認し、感染予防を実施
★ 悪心・嘔吐、粘膜障害（下痢、口腔粘膜炎）の発現を確認し、予防薬や対応薬の使用について検討

内服期間中

① 服薬アドヒアランスの確認
★ 飲み忘れや服薬期間・休薬期間の理解度について

② 副作用の確認
★ 悪心・嘔吐
★ 粘膜障害：下痢、口腔粘膜炎

CHECK

・適応や併用薬によって投与期間、休薬期間が異なるため注意する。
・腎障害がある患者では、S-1 の減量が必要になる。

（後藤総太郎）

SOX

応用例 SOX＋Bev、SOX＋Tmab

・・・

代表的なレジメン：SOX　　　　　　　　　　　　　　　　**同時に参照：S-1** p138

薬剤名	用法用量	Day 1	2	〜	13	14	〜	21
テガフール・ギメラシル・オテラシルカリウム（S-1）（ティーエスワン®）催吐軽	体表面積で調整 1日2回、食後に内服	●	● ● 投与		● ●	● ●		
オキサリプラチン（L-OHP）（エルプラット®）催吐中 EV中	〈大腸がん〉130mg/m² 〈胃がん〉100mg/m² 点滴静注	●						

[適応・特徴]

● **大腸がん**：切除不能な進行・再発の大腸がんの一次・二次治療として使用される

● **胃がん**：HER2陰性の切除不能な進行・再発の胃がんの一次治療で使用される

● **サイクル**：1コース3週間、病勢増悪まで継続

投薬管理のポイント

● **ルートの注意点**：なし

● **併用禁忌**：フッ化ピリミジン系抗がん薬（5-FU、カペシタビンなど）
　　　　　　　　フッ化ピリミジン系抗真菌薬（フルシトシン）

● **併用注意**：フェニトイン、ワルファリン、トリフルリジン・チピラシル

● **レジメン併用経口薬**：S-1 p138

● **用法用量**：投与量は体表面積で調整（下表を参照）

体表面積	投与量
1.25m²未満	40mg/回
1.25m²以上〜1.5m²未満	50mg/回
1.5m²以上	60mg/回

● **支持療法**：下表を参照

催吐性リスク（中）	・5-HT₃受容体拮抗薬（パロノセトロン）、デキサメタゾン ・必要に応じて、選択的NK₁受容体拮抗薬（アプレピタントまたはホスアプレピタント）
下痢	ロペラミド
口腔粘膜炎	アズレンスルホン酸ナトリウム

● **よくあるトラブル対応**：服薬を忘れたときは服用せず、次の分から服用する

ドクターの考え方

　胃がん、大腸がんで用いられるレジメンである。シスプラチンと異なり、オキサリプラチンは腎機能への影響が少なく、補液負荷が不要となり、外来治療が可能となった。外来治療がメインとなっている昨今では、ほとんどの場合で胃がんの治療はS-1＋CDDPから本レジメンへ置き換わっている。胃がんで用いる場合、二次治療でもしびれの出る薬剤（nab-パクリタキセル p110 ）が控えており、しびれに対する支持療法、観察は医療スタッフ全体で注意深く行っていくことが、次の治療を含めて治療を継続していくうえで重要である。　　　　　　　　　　（田村太一、下山 達）

このレジメンで特に注意したい副作用 (Yamada Y, et al. *Ann Oncol* 2015；26：141-148, 2015.他)

副作用・発現頻度	発現時期	ポイント
末梢神経障害 **約90%**	急性：投与〜1週間程度 慢性：総投与量850 mg/m²を超える **蓄積**	• 急性症状：寒冷刺激を避けるように指導 • 慢性症状：日常生活への影響について確認 **p174**
骨髄抑制 **50〜70%**	投与7〜14日	• 感染予防（うがい、手洗い、マスクなど）を行うように指導 **p158**
悪心 **50〜60%**	投与〜1週	• 制吐薬（メトクロプラミドなど）を使用 • 予防としてアプレピタント使用を検討 **p162**
下痢 **約50%**	投与1週〜	• 止瀉薬（ロペラミドなど）、整腸剤などを使用 **p166**

Part **1** **S** SOX

その他の副作用

● 食欲不振 **p176**
● 口腔粘膜炎 **p164**
● 手足症候群 **p172**
● 流涙

ケア・患者指導のポイント

準備・投与前

① 悪心の予防
★ 前投薬が適切か確認
★ 前投薬の確実な実施

② 副作用、内服状況の確認（2サイクル目以降）
★ 前回投与後の副作用症状を確認
★ 血液データで骨髄機能を確認し、感染予防を実施
★ 末梢神経障害の日常生活への影響を確認。症状に応じて休薬や薬剤の使用を考慮
★ 粘膜障害（下痢、口腔粘膜炎）の発現を確認し、予防薬や対応薬の使用について検討

投与中

① 抗がん薬の血管外漏出に注意
★ 血管痛、穿刺部位の発赤・腫脹を確認

② オキサリプラチンの過敏反応に注意
★ 発疹、掻痒感、呼吸困難などの症状を確認

投与後

● 副作用の確認
★ 悪心・嘔吐の対策として、予防薬・頓用薬について説明
★ 末梢神経障害の予防として、寒冷刺激を避ける
★ 粘膜障害：下痢、口腔粘膜炎

CHECK

・胃がんではオキサリプラチンの用量が100mg/m²となっているため注意する。
・腎障害がある患者では、S-1の減量が必要になる。

（後藤総太郎）

sunitinib単剤

スニチニブ

代表的なレジメン：スニチニブ単剤

薬剤名	用法用量	Day 1	2	〜	28	〜	42
スニチニブ （スーテント®）	〈GIST〉〈腎細胞がん〉 1日1回4週間内服し、2週間休薬	●	●	投与 →	●		
	〈膵神経内分泌腫瘍〉 1日1回連日内服 （適応により異なる、下表を参照）	●		→			

[適応・特徴]

● 消化管間質腫瘍（GIST）：イマチニブ耐性GISTに使用される

● 腎がん：根治切除不能または転移性の腎細胞がんの一次治療で使用される
　サイクル：1コース6週間（4週間内服、2週間休薬）、病勢増悪まで継続

● 膵神経内分泌腫瘍
　サイクル：連日内服、病勢増悪まで継続

投薬管理のポイント

● 用法用量：下表を参照

GIST 根治切除不能または転移性の腎細胞がん	1日1回50mg、4週間連日経口投与し、その後2週間休薬する
膵神経内分泌腫瘍	1日1回37.5mgを経口投与する（1日1回50mgまで増量できる）

● 併用禁忌：なし

● 併用注意：下表を参照

・アゾール系抗真菌薬 ・クラリスロマイシン	・グレープフルーツ（ジュースを含む）	・セントジョーンズワートなど

● 支持療法：なし

● よくあるトラブル対応：飲み忘れたときは服用せず、次の分から服用する

ドクターの考え方

　腎細胞がんではサイトカイン療法が長らく一般的であったが、分子標的薬や免疫チェックポイント阻害薬など多数の薬剤が適応となった。前治療歴や組織型、リスク分類に応じて薬剤を選択する。多くのチロシンキナーゼ阻害薬がEGFRやVEGFRなどにポイントを絞って作用するなかで、スニチニブは多数の標的を同時に（マルチに）阻害するため、複数のチロシンキナーゼ阻害薬を同時に内服しているイメージであり、多彩な副作用が起きやすい薬剤である。薬物相互作用も多く、特に他の医療機関を受診する際やOTC医薬品／サプリメントに注意する必要がある。心毒性はGrade2でも休薬が必要となり（その他の副作用はGrade3以上で休薬）、QT延長やその既往がある場合は投与禁忌である。

（森田侑香、金政佑典）

このレジメンで特に注意したい副作用　(Raymond E, et al. *N Engl J Med* 2011；364：501-513)

副作用・発現頻度	発現時期	ポイント
下痢 **50〜60%**	全期間	● 水様性の下痢が続く場合には、脱水を防ぐために水分摂取を行い、連絡するように指導 p166
悪心 **30〜40%**	全期間	● 悪心が発現した場合には、制吐薬の使用を検討 p162
高血圧 **20〜40%**	投与〜4週以内	● 自宅での血圧測定を指導 ● 血圧上昇時には、降圧薬による治療を実施 p182
手足症候群 **約20%**	全期間	● 手掌、足底など、圧力のかかりやすい部分に発現することが多い ● 保湿による予防を実施 p172

その他の副作用

● 毛髪の変色
● 好中球減少 p158
● 口腔粘膜炎 p164
● 心不全、左室駆出率（LVEF）低下 p182

ケア・患者指導のポイント

内服前

① 適応や併用薬の確認
★ 適応によって投与期間、休薬期間が異なるため確認
★ 併用注意の薬剤や食品がないか確認

② 副作用、内服状況の確認（2サイクル目以降）
★ 前回投与後の副作用症状を確認
★ 投与前に心機能（LVEF）を確認

内服期間中

① 服薬アドヒアランスの確認
★ 飲み忘れがないか確認

② 心機能の確認
★ LVEF変化を確認

③ 副作用の確認
★ 手足症候群の予防として、保湿ケアを継続
★ 高血圧の観察として血圧測定を実施、血圧上昇があれば降圧薬を考慮
★ 下痢
★ 悪心

CHECK

・適応により、用法用量が異なるため注意する
・スニチニブによる手足症候群は、圧力がかかる部分に皮膚の角化が現れるため、カペシタビンなどによる一般的な手足症候群と症状が異なることがある。

（後藤総太郎）

TC

応用例 TC＋Bev、CBDCA＋PTX、Atezo＋Bev＋CBDCA＋PTX、DC

代表的なレジメン：TC

薬剤名	用法用量	Day 1	〜	21
パクリタキセル（PTX） （タキソール®）催吐 軽 EV 高	175mg/m² 点滴静注（180分）	●		
カルボプラチン（CBDCA） （パラプラチン®）催吐 中 EV 中	6 AUC 点滴静注（60分）	●		

[適応・特徴]

● 卵巣がん：卵巣がんの標準治療として使用される
● サイクル：1コース3週間、Total 6サイクル

投薬管理のポイント

● ルートの注意点：インラインフィルターを使用する、可塑剤としてDEHPを含有している
ものを避ける
● 併用禁忌：ジスルフィラム、シアナミド
● 併用注意：下表を参照

・ビタミンA	・マクロライド系抗菌薬	・シクロスポリン
・アゾール系抗真菌薬	・ベラパミル	・ミダゾラム

● レジメン併用経口薬：なし
● 支持療法：下表を参照

アレルギー	ジフェンヒドラミン、ファモチジン、デキサメタゾン
催吐性リスク（中）	・5-HT₃受容体拮抗薬、デキサメタゾン ・必要に応じて、選択的NK₁受容体拮抗薬（アプレピタントまたはホスアプレピタント）

● よくあるトラブル対応：アルコール不耐症の場合は、投与を避ける

 ドクターの考え方

　卵巣がんの初回化学療法として最も使用されているレジメンである。本レジメンに新規薬剤を加
えた大規模試験は実施されているが、本レジメンを超える有効性は示されていない。また、卵巣が
ん以外では非小細胞肺がんの一次治療として、ベバシズマブや免疫チェックポイント阻害薬と併用
して使用されるレジメンの1つである。しかし、パクリタキセルと比較しパクリタキセル アルブ
ミン懸濁型（nabPTX）では末梢神経障害も軽くアレルギー症状も出にくいことから、肺がん治療
においては CBDCA＋nabPTX p42 が使用される機会が増えている。　　　（大東　杏、細見幸生）

このレジメンで特に注意したい副作用 <small>(Clamp AR, et al. *Lancet* 2019；394：2084-2095)</small>

副作用・発現頻度	発現時期	ポイント
好中球減少 **46%**	投与 10〜14日	● うがい、手洗いなどの感染予防策を実施 p158
血小板減少 **30%**	投与 2〜3週	● PLT（血小板）数が2万/μL未満に減少し、出血傾向を認める場合には血小板輸血を考慮 ● 必要に応じて減量、休薬を考慮 ● 出血傾向に留意 p158
末梢神経障害 **27%**	蓄積	● 手足のしびれ、痛みなどが発現した場合は、すぐに申し出るよう説明 ● 高頻度に発現するため、適切に減量、休薬 p174

その他の副作用

● アレルギー p178

● 悪心・嘔吐 p162

● 倦怠感

● 関節痛・筋肉痛

● 下痢 p166

● 脱毛 p170

ケア・患者指導のポイント

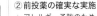

準備・投与前

①アルコール不耐症の確認
★ アルコール成分が含まれるため

②前投薬の確実な実施
★ アレルギー予防のため、ジフェンヒドラミン、ファモチジン、デキサメタゾンの投与がされていることを確認

③副作用の確認（2サイクル目以降）
★ 前回投与後の副作用症状（末梢神経障害など）を確認
★ 骨髄機能を確認

投与中

①アレルギー症状の観察
★ 発疹、顔面紅潮、息苦しさ、動悸などが発現した場合には、すぐに申し出るよう説明

②抗がん薬の血管外漏出に注意
★ パクリタキセルは壊死起因性抗がん薬のため、血管痛、穿刺部位の発赤／腫脹を確認

投与後

●末梢神経障害の観察
★ 末梢神経障害で日常生活に支障が出ていないか確認
★ 手足のしびれ、痛みなどが発現した場合は、すぐに申し出るよう説明

CHECK

・パクリタキセルにはアルコール成分が含まれるため、自動車での通院は避けるよう注意する。

・カルボプラチンによる蓄積性のアレルギー発現に注意する（6〜8サイクル以降が好発）。

（渡邉貴子）

trastuzumab (Her) 単剤

トラスツズマブハー

応用例 Her＋DTX、Her＋XP、Her＋殺細胞性抗がん薬

代表的なレジメン：Her

薬剤名	用法用量	Day 1	～	21
トラスツズマブ（Tmab） （ハーセプチン®） 催吐 最小 EV 低	初回8mg/kg 2回目以降6mg/kg 点滴静注	●		

[適応・特徴]

● **乳がん**：HER2陽性乳がんの標準治療として使用される

● **胃がん**：HER2陽性進行再発胃がんの標準治療として使用される

● **サイクル**：1コース3週間、術後の場合は最大18サイクルまで

投薬管理のポイント

● **ルートの注意点**：なし

● **併用禁忌**：なし

● **併用注意**：アントラサイクリン系薬剤

● **レジメン併用経口薬**：なし

● **支持療法**：発熱・頭痛に対して、解熱鎮痛薬

● **よくあるトラブル対応**：生理食塩液250mLに希釈し、ブドウ糖溶液とは混合しない

ドクターの考え方

　HER2は乳がん患者の15～20％に発現し、予後不良因子と考えられてきたが、トラスツズマブをはじめとした抗HER2療法の登場によってHER2陽性乳がんの予後は改善してきている。また、心毒性が知られており、アントラサイクリン系との同時併用は行わない。抗HER2療法は胃がんにおいても開発が進んでおり、HER2陽性胃がんではカペシタビンまたは5-FUとシスプラチンの併用（XP＋FP）と組み合わせてトラスツズマブが一次治療に使用される。　　　　（中村翔平、奥屋俊宏）

このレジメンで特に注意したい副作用 （Baselga J, et al. *J Clin Oncol* 2005；23(10)：2162-2171.）

副作用・発現頻度	発現時期	ポイント
悪寒 **18%**	投与 1〜2日	●インフュージョンリアクションに伴う症状
発熱 **15%**	投与 1〜2日	●インフュージョンリアクションに伴う症状 ●解熱鎮痛薬などの対症療法を実施
頭痛 **10%**	投与 1〜2日	●インフュージョンリアクションに伴う症状 ●鎮痛薬などの対症療法を実施

その他の副作用

● インフュージョンリアクション `p178`
● 左室駆出率（LVEF）低下 `p182`

ケア・患者指導のポイント

準備・投与前

①心機能の評価
★ 投与開始前に心エコーなどによりLVEFが十分保たれていることを確認

②副作用の確認（2サイクル目以降）
★ 前回投与後の副作用症状を確認

投与中

●インフュージョンリアクションに注意
★ 投与中または投与開始24時間以内に多く発現する。2回目以降でも発現する場合があるため注意
★ 発熱、悪寒、呼吸困難などの発現に注意し、症状がある場合はすぐに申し出るよう説明
★ 初回は90分かけて投与し、忍容性があれば2回目以降は30分まで短縮可能

投与後

●心機能評価の確認
★ 心障害、うっ血性心不全が起こることがあるため、定期的に心エコーなどにより心機能を評価
★ 動悸・息切れ・頻脈などの症状が発現していないか確認

⚗ CHECK

・初回投与と2回目以降で用量、投与時間が変わることに注意する。4週間以上あいた場合には初回投与量に戻す。

（渡邉貴子）

trastuzumab deruxtecan（T-DXd）単剤

トラ スツ ズマブ デルク ステカン

代表的なレジメン：T-DXd単剤

薬剤名	用法用量	Day 1	～	21
トラスツズマブ デルクステカン (T-DXd) 催吐中 EV中 (エンハーツ®)	5.4mg/kg 点滴静注（初回90分、2回目以降30分）	●		

[適応・特徴]

● 乳がん：がん薬物療法歴のあるHER2陽性の手術不能または再発乳がんに使用される（標準的な治療が困難な場合に限定：標準的な治療とは、一次治療はトラスツズマブ＋ペルツズマブ＋タキサン系といったレジメン、二次治療としてトラスツズマブ エムタンシン）

● 胃がん：HER2陽性の治癒切除不能な進行再発胃がん（6.4mg/kg）に使用される

● サイクル：1コース3週間、病勢増悪まで継続

投薬管理のポイント

● ルートの注意点：インラインフィルター（0.2μm）を使用して単独投与、点滴バッグを遮光

● 併用禁忌：なし

● 併用注意：アントラサイクリン系薬剤の投与歴、放射線照射

● レジメン併用経口薬：なし

● 支持療法：催吐性リスク（中等度）に対して、5-HT₃受容体拮抗薬、デキサメタゾン

● よくあるトラブル対応：下表を参照

配合変化	生理食塩液とは混合しない
溶解後の安定性	室温で4時間以内

ドクターの考え方

　トラスツズマブ デルクステカンは、トラスツズマブにトポイソメラーゼⅠ阻害薬であるデルクステカン（DXd）を結合させた抗体薬物複合体である。トラスツズマブと同様に、インフュージョンリアクションや心障害に注意が必要である。また、間質性肺疾患が副作用として知られており、呼吸器症状の発現に注意する。HER2陽性乳がんのほか、HER2陽性の進行胃がんでも有効性が確認され、保険適用とされた。今後、適応がさらに広がる可能性がある。　　　　（中村翔平、奥屋俊宏）

このレジメンで特に注意したい副作用 （Modi S, et al. *N Engl J Med* 2020；382（7）：610-621）

副作用・発現頻度	発現時期	ポイント
悪心 77%	投与1～2日	● 制吐薬で対応 p162
好中球減少 31%	投与 10～14日	● うがい、手洗いなどの感染予防策を実施 p158
間質性肺疾患 13.6%	全期間	● 初期症状は、咳嗽・息切れ・呼吸困難・発熱など ● 異常が認められた場合には投与を中止し、胸部X線などの検査を行い、副腎皮質ホルモンを投与するなど適切に処置を実施 ● 定期的に検査を行うなど十分に観察

その他の副作用

● インフュージョンリアクション p178
● 肝障害
● 心障害 p182
● 嘔吐 p162

● 脱毛 p170
● 疲労
● 食欲減退

ケア・患者指導のポイント

準備・投与前

① 心機能評価、間質性肺疾患の確認
★ 投与開始前に、心エコーなどによりLVEFが十分保たれていることを確認

② 投与ルート、投与時間の確認
★ 初回投与時は90分かけて投与を行い、忍容性が良好であれば、2回目以降は30分まで短縮可

③ 副作用の確認（2サイクル目以降）
★ 前回投与後の副作用症状を確認

投与中

① インフュージョンリアクションに注意
★ 投与中に異常が認められた場合は、一旦中止し適切に処置

② 抗がん薬の血管外漏出に注意
★ 炎症性抗がん薬のため、血管痛、穿刺部位の発赤／腫脹を確認
★ 投与部位における紅斑、圧痛、皮膚刺激、疼痛、腫脹などを起こすことがあるため、血管外に漏れないように投与

投与後

● 感染症、間質性肺疾患、心障害に注意
★ 定期的に心エコーなどにより心機能を評価
★ 動悸・息切れ・頻脈などの症状が発現していないか確認

🍶 CHECK

・一般名が類似しているトラスツズマブやトラスツズマブ エムタンシンとは用法・用量が異なるため、取り扱いに注意する。
・適応により用量が異なるため、注意する。

（渡邉貴子）

trastuzumab emtansine（T-DM1）単剤

トラスツズマブ エムタンシン

代表的なレジメン：T-DM1単剤

薬剤名	用法用量	Day 1	～	21
トラスツズマブ エムタンシン（T-DM1）催吐軽 EV中 （カドサイラ®）	3.6mg/kg 点滴静注（初回90分、2回目以降30分）	●		

［ 適応・特徴 ］

● 乳がん：HER2陽性手術不能再発乳がんの二次治療、HER2陽性乳がんの術後療法（術前治療で病理学的完全奏効〈pCR〉が得られなかった場合）として使用される
● サイクル：1コース3週間、術後療法の場合は14サイクルまで

投薬管理のポイント

● ルートの注意点：インラインフィルター（0.2または0.22μm）を使用して単独投与
● 併用禁忌：なし
● 併用注意：抗凝固薬、放射線照射
● レジメン併用経口薬：なし
● 支持療法：下表を参照

催吐性リスク（軽）	デキサメタゾン
インフュージョンリアクション	発熱・頭痛に対して解熱鎮痛薬

● よくあるトラブル対応：下表を参照

配合変化	ブドウ糖溶液とは混合しない

CHECK

・一般名が類似しているトラスツズマブやトラスツズマブ デルクステカンとは用法・用量が異なるため、取り扱いに注意する。

ドクターの考え方

　トラスツズマブ エムタンシンは、トラスツズマブに微小管阻害薬であるエムタンシン（DM1）を結合させた抗体薬物複合体（ADC）である。HER2陽性乳がんの術後療法や、HER2陽性転移・再発乳がんの二次治療として使用される。本剤やトラスツズマブ デルクステカンのようなADCの登場により、HER2陽性乳がんの予後はさらに改善した。副作用として血小板減少が知られており、血小板減少時にNSAIDsを使用することで、出血傾向が助長される可能性があるため、使用の可否を医師に確認しておく。

（中村翔平、奥屋俊宏）

このレジメンで特に注意したい副作用 （Verma S, et al. *N Engl J Med* 2012；367：1783-1791）

副作用・発現頻度	発現時期	ポイント
肝障害 **31%**	投与8日ごろ	・AST増加、ALT増加、ビリルビン増加などの肝障害が発現する場合あり ・投与前および各サイクル8日目付近（day6〜8）で肝機能検査を推奨
血小板減少 **28%**	投与8日ごろ	・各サイクル5〜8日目（day5〜8）で血小板低下あり ・投与前および各サイクル8日目付近（day6〜8）で血小板測定を推奨
末梢神経障害 **23.3%**	蓄積	・しびれなどの末梢神経障害が起こるため、患者の状態を十分に観察 ・Grade3以上の場合はGrade2に改善するまで休薬 p174

その他の副作用

● インフュージョンリアクション p178 ● 好中球減少 p158
● 悪心・嘔吐 p162 ● 貧血
● 下痢 p166 ● 倦怠感
● 間質性肺疾患 ● 頭痛
● 心障害 p182 ● 食欲減退 p176

ケア・患者指導のポイント

準備・投与前	① 骨髄機能(血小板数)、肝機能、心機能などの確認 ★ 投与開始前に心機能を評価（LVEF≧50%） ★ 血小板数、肝機能検査値を確認 ② 投与ルート、投与時間の確認 ★ 初回投与時は90分かけて投与し、忍容性が良好であれば、2回目以降は30分まで短縮可 ③ 副作用の確認（2サイクル目以降） ★ 前回投与後の副作用症状（上記）を確認
投与中	① インフュージョンリアクションに注意 ★ 投与24時間以内に報告されており、初回投与時に多い ★ 投与中に、悪寒・発熱・悪心・紅斑・呼吸困難などがみられた場合は、申し出るよう説明 ★ 必要に応じて、解熱薬や抗ヒスタミン薬を前投薬 ★ 投与中に異常が認められた場合は、一旦中止し適切に処置 ② 抗がん薬の血管外漏出に注意 ★ 血管痛、穿刺部位の発赤／腫脹を確認
投与後 	● 出血、肝機能低下、心障害、末梢神経障害に注意 ★ 歯茎からの出血や鼻出血、あざなど出血傾向に注意 ★ 倦怠感、搔痒感、白目が黄色くなる（黄疸）などの症状が現れた場合は、医療者へ連絡 ★ 定期的に心機能評価（心エコーなど）を実施

（渡邊貴子）

trifluridine/tipiracil（TAS-102）単剤
トリフルリジン　チピラシル

応用例 Bev＋TAS-102

代表的なレジメン：TAS-102単剤

薬剤名	用法用量	Day 1	~	5	~	8	~	12	~	28
トリフルリジン・チピラシル (TAS-102、FTD/TPI) (ロンサーフ®) 催吐中	130mg/m² 1日2回内服	投与				投与				

[適応・特徴]

● 大腸がん：切除不能進行・再発大腸がんの一次治療、または術後化学療法として推奨される。ベバシズマブが併用されることが多い（Bev＋TAS-102）

● 胃がん：がん薬物療法後に増悪した治癒切除不能な進行・再発の胃がん

● サイクル：1コース4週間（5日間内服、2日休薬を2回繰り返し、14日間休薬）、病勢増悪まで継続

投薬管理のポイント

● 用法用量：5日間内服、2日休薬を2回繰り返し、14日間休薬
　＊体表面積に応じて投与量決定（下表を参照）

1.07m²未満	35mg/回（70mg/日）	1.69m²～1.84m²未満	60mg/回(120mg/日)
1.07m²～1.23m²未満	40mg/回（80mg/日）	1.84m²～1.99m²未満	65mg/回(130mg/日)
1.23m²～1.38m²未満	45mg/回（90mg/日）	1.99m²～2.15m²未満	70mg/回(140mg/日)
1.38m²～1.53m²未満	50mg/回(100mg/日)	2.15m²以上	75mg/回(150mg/日)
1.53m²～1.69m²未満	55mg/回(110mg/日)		

● 併用禁忌：なし

● 併用注意：下表を参照

・フッ化ピリミジン系抗がん薬：カペシタビン、テガフール、ドキシフルリジン、5-FU、テガフール・ウラシル、S-1
・ホリナート・テガフール・ウラシル療法
・レボホリナート・5-FU療法
・フルシトシン（抗真菌薬）
・葉酸代謝拮抗薬：メトトレキサート、ペメトレキセド

● 支持療法：下表を参照

催吐性リスク（中）	5-HT₃受容体拮抗薬、デキサメタゾン
下痢	ロペラミド
皮膚障害	ステロイド外用剤

● 合併症対策：腹膜播種による腸管蠕動不良から生じる便秘に対して緩下剤（酸化マグネシウム、センノシド）

● よくあるトラブル対応：トリフルリジン・チピラシルの内服を忘れたときは医師へ連絡

このレジメンで特に注意したい副作用 (Mayer RJ , et al. N Engl J Med 2015：372(20)：1909-1919)

副作用・発現頻度	発現時期	ポイント
好中球減少 38%	投与〜1週 **晩期性あり**	● うがい、手洗いなどの感染予防策を実施
貧血 18%	全期間 **晩期性あり**	● 息切れ、頭痛、めまいなどの症状に注意
悪心 2%	中央値約2か月 **蓄積**	● 5-HT3受容体拮抗薬、デキサメタゾン推奨 p162

その他の副作用
● 骨髄抑制（赤血球、血小板）p158   ● 疲労
● 感染症（発熱性好中球減少症〈FN〉）p160   ● 嘔吐 p162
● 下痢 p166

ケア・患者指導のポイント

内服前	●副作用、内服状況の確認（2サイクル目以降）
	★ 前回投与後の副作用症状を確認
	★ 血液データで骨髄機能を確認し、感染予防ケアを実施
	★ 悪心、下痢などの粘膜障害に注意。体重減少が起きているようであれば、制吐薬などの見直し
内服期間中	●蓄積・晩期毒性に注意
	★ 粘膜：下痢、腹痛
	★ 骨髄抑制：うがい、手洗いなどの感染対策を継続

 CHECK

・用量および投与スケジュールに特に注意が必要なレジメンのため、残数を確認する、食後に内服する（空腹時に服用すると血中濃度が急激に上昇することがあるため）などの工夫やポイントを伝える。

ドクターの考え方

　大腸がんにおいては、レゴラフェニブと並び、後方ライン（二次、三次治療）での薬剤となる。ベバシズマブとの併用が可能な点や、副作用管理のしやすさから、こちらが先に使用される場面もある。ただし、投与スケジュールがやや複雑であるため、服薬管理の面で家族のサポートが十分得られるか、本人の認知機能が保たれているか、などを投与前は考慮している。また、プラセボと比較し2か月の生存延長効果であるため、病勢進行を認めた際は緩和ケアへの移行が選択肢となる場面も多く、本レジメンを行いながら緩和ケアの体制を整えていくという戦略が、実臨床においてよくとられている。　　　　　　　　　　　　　　　　　　　　　　　　　（田村太一、下山　達）

（奥村俊一）

VRd

ブイアールディー

代表的なレジメン：VRd

同時に参照：DLd p62

薬剤名	用法用量	Day 1	2	3	4	5	6	7	8	9	10	11	12	13	14	〜	21
ボルテゾミブ (BOR) (ベルケイド®) 催吐最小 EV中	1.3mg/m² 皮下注射 または 緩徐静注	●			●				●			●					
レナリドミド(LEN) (レブラミド®) 催吐軽	25mg/日 1日1回内服 day1〜14	◐						投与								◐	
デキサメタゾン (デカドロン®)	20mg/日	●	●		●	●			●	●		●	●				

［ 適応・特徴 ］

● **多発性骨髄腫**：多発性骨髄腫の寛解導入療法として使用される

● **サイクル**：1コース3週間、病勢増悪または骨髄移植まで継続（移植適応ならVRd 3〜4サイクル後に自家移植を行うことが多い）

投薬管理のポイント

● **ルートの注意点**：なし

● **併用禁忌**：下表を参照

・デスモプレシン ・ダクラタスビル ・アスナプレビル	・リルピビリン ・リルピビリン・テノホビル アラフェナミドフマル・エムトリシタビン	・ドルテグラビルナトリウム・リルピビリン

● **併用注意**：下表を参照

・CYP3A4阻害薬・誘導薬 ・バルビツール酸誘導体 ・フェニトイン ・サリチル酸誘導体 ・抗凝血薬 ・経口糖尿病用薬	・インスリン製剤 ・血圧降下薬 ・利尿薬（カリウム保持性利尿薬を除く） ・シクロスポリン ・マクロライド系抗菌薬	・アゾール系抗真菌薬 ・HIVプロテアーゼ阻害薬 ・エフェドリン ・サリドマイド ・ジギタリス製剤

● **レジメン併用経口薬**：レナリドミド

● **支持療法**：下表を参照

深部静脈血栓症および肺塞栓症	アスピリン
末梢神経障害	ビタミンB群、プレガバリン、ガバペンチン、ノルトリプチリン、デュロキセチンなど

ドクターの考え方

　多発性骨髄腫の寛解導入療法として、定まったレジメンはない。ボルテゾミブやレナリドミド、ダラツムマブなどの新薬を組み合わせた多剤併用療法が推奨されており、本レジメンはその選択肢の1つである。ボルテゾミブについては皮下注射と点滴静注で治療成績が同等であることが示されているが、皮下注射のほうが末梢神経障害の発現率が少なかったため、投与経路として選択されることが多い。レナリドミドはサリドマイドと比べて傾眠の副作用が少なく、添付文書上も1日1回内服でタイミングの記載はない。しかし、サリドマイドがもともと催眠鎮静薬として使用されていた経緯から、眠前で処方されることが多い。

(森田侑香、八木 悠)

このレジメンで特に注意したい副作用 （ベルケイド®、レブラミド®適正使用ガイド）

副作用・発現頻度	発現時期	ポイント
骨髄抑制 60%	投与8日〜	・定期的に血液検査などを行い、患者の状態を十分に観察する p158
末梢神経障害 40%	徐々に	・末梢神経障害の疑いのある自覚症状を定期的にモニタリングし、早期発見に努める p174

その他の副作用

- 発熱
- （皮下投与時）注射部位反応 p180
- 便秘、イレウス p168
- 皮疹、皮膚掻痒感 p172
- 低血圧 p182
- 肝障害
- 心障害 p182
- 腫瘍崩壊症候群 p28
- 深部静脈血栓症および肺塞栓症 p182

ケア・患者指導のポイント

準備・投与前

①副作用の確認（2サイクル目以降）
★ 前回投与後の副作用症状（骨髄機能、末梢神経障害など）を確認

②前回皮下投与時の注射部位反応の確認（2回目以降）
★ 注射部位反応がみられた場合、コルチコステロイド（外用クリーム）および抗ヒスタミン薬（経口薬）で治療

投与中

●投与部位（皮下投与）の確認
★ 左右の大腿部、腹部に交互に投与するなど、前回と同じ位置への投与を回避
★ 同じ部位に繰り返し針を刺すと、皮下脂肪組織の萎縮や皮膚の硬結をきたして薬液の吸収が悪くなり、十分な薬効を得られなくなったり、皮膚の炎症などの起こる可能性が高まる場合あり

投与後

●腫瘍崩壊症候群に注意
★ 腫瘍崩壊症候群が現れることがあるので、血清中電解質濃度および腎機能検査を行うなど、患者の状態を十分に観察

🧴 CHECK

・腎障害患者では、レナリドミドの血中濃度が上昇するため、投与量および投与間隔を調節する。

・レナリドミドは、高脂肪食摂取後の投与によってAUCおよびCmaxの低下が認められる（＝薬剤の効果が弱まる）ことから、高脂肪食摂取前後を避ける必要がある。

・レナリドミドはサリドマイド誘導体である。ヒトにおいて催奇形性を有する可能性があるため避妊について説明する。

（清 美奈）

MEMO

がん薬物療法の副作用対策

骨髄抑制（貧血、血小板減少）

症状

● 骨髄抑制のタイプ
  ① **白血球減少**：発熱性好中球減少症 `p160`
  ② **貧血**：動悸、倦怠感、めまい、失神
  ③ **血小板減少**：紫斑、鼻出血、各臓器での出血

● 発現時期
  ・**貧血**：薬物療法開始後１～２週間後より徐々に発現するが、赤血球の寿命が120日と長いため、すぐには影響を受けず、数週～数か月の経過で発現することが多い
  ・**血小板減少**：血小板の寿命は７～10日のため、薬物療法開始後７日目以降に減少し、２週間前後に最低値をとることが多い

● 分子標的薬は薬剤によって発現パターンが異なる

● がん患者では、薬物療法以外の原因が合併していることもあるため注意する（腫瘍からの出血、葉酸欠乏による貧血、播種性血管内凝固、骨髄がん腫症など）

血小板減少を起こしやすい薬剤

● 殺細胞性薬剤の多くは骨髄抑制をきたす

● 各薬剤だけでなく、レジメンとしての発現割合を意識する

● 回数を重ねることで、より高度になったり、回復が遷延したりすることがある

● 血小板数により投与中止や再開の基準が定められている抗がん薬がある（ゲムシタビン、オキサリプラチン、レナリドミドなど）

薬剤名（一般名）		発現割合[1][2] （全Grade）	ポイント
代謝拮抗薬	ゲムシタビン	41.4%	・nab-パクリタキセル併用時（膵がん）に発現割合が増加
白金製剤	カルボプラチン	42.7%	・AUCが骨髄抑制と相関
	オキサリプラチン	51.4%	・機序：骨髄抑制、薬剤誘発性、脾腫
分子標的薬（抗体薬物複合体）	トラスツズマブ エムタンシン	28.0%	・エムタンシンは微小管阻害薬
その他	レナリドミド	19.2%	・適応疾患である多発性骨髄腫自体の 骨髄抑制でも血小板減少が生じる
	ボルテゾミブ	42.3%	

血小板減少時のNSAIDs使用に注意！

NSAIDsの投与により血小板機能が障害され、出血傾向を増悪させることがある。血小板が５万/μL以下の患者では、NSAIDsの使用を避けることが望ましい。投薬前に医師に確認し、アセトアミノフェンなど別の解熱鎮痛薬に変更可能か確認する。

観察・アセスメント (CTCAE p188)

- 症状発現時には、血液検査で貧血や血小板減少の程度を確認し、輸血を検討する
- 貧血や血小板減少の原因が、抗がん薬の骨髄抑制以外にないかを考えることが重要
  - **貧血の原因**：出血、溶血、栄養（鉄、葉酸、ビタミンB_{12}）の欠乏、腎障害など
  - **血小板減少の原因**：腫瘍に伴う（血液疾患、骨髄がん腫症）、感染症、薬剤性など

ケア

● 貧血のケア

- 貧血に伴って冷感がある場合には、寝具や室温の調整など環境調整を行う
- 貧血はふらつきや失神のリスクとなるため、転倒に注意が必要である

● 血小板減少（出血傾向）のケア

- 出血傾向があることを認識し、出血を予防する
- 採血や点滴抜去時に、通常よりも止血を慎重かつ確実に行う
- 血圧測定のマンシェットや駆血帯による圧迫でも、皮下出血の原因になるため注意

🍶 CHECK

- ・出血傾向のある患者では、外傷後の止血に苦慮する可能性がある。特に、転倒して頭をぶつけた場合には脳出血のリスクが高まる。がん薬物療法中の患者は貧血やしびれなどの合併症を有していることも多く、より丁寧な転倒予防が重要である。

患者説明

- 貧血や血小板減少は定期的な血液検査で確認できるが、症状はすぐには発現しないことも多い。そのため、あらかじめ具体的な症状を説明しておき、症状が発現した際にはすみやかに医療者に伝えるよう説明する
- 貧血が進んだ際はふらつくこともあるため、急に立ち上がらない、立ちくらみの際はしゃがむなどの指導を行う
- 血小板減少が進んだ際は、出血につながる転倒や外傷の予防方法、出血が起こりやすい部位（皮膚、口腔、鼻粘膜、陰部）のセルフケア方法について説明する
  例：カミソリを避ける、やわらかい歯ブラシを使う、鼻を強くかまない、排泄時に陰部を強くこすらない

🍶 CHECK

- ・抗がん薬に起因する貧血や血小板減少の場合、予防法はない。一方で、抗がん薬の中止によって回復を見込めることが多い。
- ・貧血や血小板減少がある場合には、日常生活のセルフケアや転倒予防が重要である。
- ・高度であれば、輸血で対応する。

治療

- 抗がん薬に起因する貧血や血小板減少の場合、輸血が唯一の治療である。輸血の目安は、Hb 7 g/dL未満、血小板1～2万/μL未満だが、症状の有無、基礎疾患、観血的手技の種類（手術、腰椎穿刺、CV挿入）から、患者ごとに適応を決める
- 抗がん薬以外の原因がある場合には、原因に応じた治療を行う

（中村翔平）

発熱性好中球減少症（FN、白血球減少）

症状

● **定義**：発熱性好中球減少症（FN）は、下記①と②の両方を満たす

① **末梢血好中球減少**：好中球数500/μL未満、もしくは好中球数1,000/μL未満で今後48時間以内に500/μL未満への減少が予想される

② **発熱**：腋窩温37.5℃以上、もしくは口腔内温38.0℃以上（米国のガイドラインでは、口腔温38.3℃以上、もしくは38.0℃以上が1時間持続）

● **発現時期**

● 好中球は、薬物療法開始後1〜2週間後に最低値をとることが多い

● 減少の程度や持続期間は患者背景やがん種、レジメンにより大きく異なる

FNを起こしやすいレジメン（>10%）の例

● 殺細胞性抗がん薬の多くは骨髄抑制をきたす

● 治癒を目標とする造血器腫瘍に対するレジメンで、FN発現の頻度が高い

レジメン名	発現割合[1]〜[5]（全Grade）	がん種
イダルビシン＋シタラビン	78.2%	・急性骨髄性白血病（初回寛解導入療法）
R-CHOP（リツキシマブ＋シクロホスファミド＋ビンクリスチン＋プレドニゾロン）p000	18〜19%	・悪性リンパ腫
TAC（ドセタキセル＋ドキソルビシン＋シクロホスファミド）	25.2%	・乳がん（術後薬物療法）
シスプラチン＋イリノテカン	14%	・非小細胞肺がん（進行期初回治療）
カルボプラチン＋パクリタキセル p000	18%	・非小細胞肺がん（進行期初回治療）
ドセタキセル＋ラムシルマブ p000	34%	・非小細胞肺がん（進行期治療）

持続型G-CSF製剤によるFN予防

　2014年に国内承認された持続型G-CSF製剤（ペグフィルグラスチム：ジーラスタ®）は、フィルグラスチムをペグ化（タンパク質にポリエチレングリコールを化学的に結合）することで、G-CSFの作用時間を延長した。これにより、薬物療法1サイクルに1回のみの投与で済むようになり、連日投与しなくてよいため、通院負担の軽減が期待できるようになった。ただし、日単位での調整ができず、高額な薬剤でもあることから、適応はよく検討する必要がある。

観察・アセスメント

● 発症リスクのアセスメント

- **患者因子**：高齢者（≧65歳）、CV留置中、栄養状態不良、FNの既往歴、腎障害など
- **腫瘍因子**：がん種、病変部位、病期、腫瘍の骨髄浸潤
- **レジメン因子**：血液毒性（FN発現率）、非血液毒性（粘膜炎、皮膚障害など）

ケア

● FNの予防（G-CSF製剤や抗微生物薬はリスクに応じて使用する）

- **G-CSF製剤**：フィルグラスチム、ペグフィルグラスチムなど
- **抗微生物薬による予防**：抗菌薬、抗真菌薬、抗ウイルス薬
- **ワクチン接種**：不活化インフルエンザウイルスワクチン、肺炎球菌ワクチン

🍶CHECK

・薬剤による予防の一方で、感染源となり得る輸液ルートの管理や、口腔・陰部のケア、清拭・手洗いなどの衛生管理により、感染源をつくらないことが重要である。また、日ごろから標準予防策を遵守することが入院患者のケアにおいて最も重要な感染対策である。

● FN発現時の対応

- 内科的緊急症であることを理解し、迅速な対応を行う
- 血流感染があった場合には急速に進行することがあるため、血液培養を2セット以上採取したうえで、すみやかに広域抗菌薬を開始する
- 好中球減少時は炎症所見が非常に軽微で、感染症の典型的な症状や身体所見の欠如が多いことを知っておく

患者説明

- 感染源をつくらないために、口腔ケアや手洗いなどの衛生管理について指導する
- 好中球減少期の発熱は重症化する恐れがあり、発現した場合には、普段の発熱時のような解熱鎮痛薬ではなく、抗菌薬の使用が必要であることを共有しておく
- 解熱鎮痛薬と抗菌薬を混同していることもあるため、確認する

🍶CHECK

・予防として患者自身の衛生管理が重要である。
・FN発現時は早期の対応（抗菌薬の使用）が求められる。

治療

- 経験的治療として、抗緑膿菌活性を有する広域抗菌薬（セフェピム、タゾバクタム・ピペラシリンなど）を最大量で開始する
- 感染巣が想定される場合は、個別に抗微生物薬を調整する

発熱性好中球減少症（FN、白血球減少）

（中村翔平）

悪心・嘔吐

症状

● **定義**：がん薬物療法によって誘発される悪心・嘔吐。CINVとも呼ばれる
● **機序・経路**：発現機序として、主に下記の3つがある
　①第4脳室周囲にある化学受容器引き金帯（CTZ）が刺激されることで嘔吐中枢に伝わる経路
　②抗がん薬により回腸の腸クロム親和性細胞がセロトニンを分泌し、CTZを経由して嘔吐中枢に伝わる経路
　③不安などの情動刺激で大脳皮質から嘔吐中枢に伝わる経路
● **発現時期による分類**

急性	がん薬物療法開始後24時間以内に発現
遅発性	がん薬物療法開始後24時間以降に発現し、1週間程度持続
予期性	抗がん薬のことを考えるだけで誘発
突出性	適切な予防を行っても発現、持続

症状を起こしやすい薬剤[1]　　　　　（日本がん治療学会編：制吐薬適正使用ガイドライン）

● 多くのがん治療は多剤併用レジメンであり、原則最大の催吐性リスクを適用する

薬剤 （代表的なもの）	発現割合 （全Grade、制吐薬の投与を行わない場合）	ポイント
シスプラチン、シクロホスファミド、ダカルバジン、ストレプトゾシン　など	>90%	・高度催吐性リスク ・初回投与時から十分な予防投与を要する
アムルビシン、イリノテカン、イホスファミド、カルボプラチン、オキサリプラチン、ドキソルビシン　など	30～90%	・中等度催吐性リスク ・初回治療でGrade 2以上の悪心・嘔吐が発現した場合、次サイクルから高度催吐性リスクと同様の予防を試みる
アテゾリズマブ、エトポシド、ゲムシタビン、シタラビン、ドセタキセル、メトトレキサート　など	10～30%	・軽度催吐性リスク ・一般的には積極的な予防対策は推奨されないが、悪心・嘔吐が発現した場合はデキサメタゾンなどから使用を考慮
イピリムマブ、ベバシズマブ、セツキシマブ、ニボルマブ、トラスツズマブ、ブレオマイシン　など	<10%	・最小度催吐性リスク ・軽度リスク同様、ルーチンでの予防対策は不要だが、症状発現時は軽度リスクに準じて対応を考慮

予期性悪心・嘔吐の対応

　薬物療法のほかに、リラックスできる環境を整えたり、患者が心地よいと感じることを行うことも有効である。例えば、好きな音楽を聞くことや、美しい写真や絵を見る、好きな香りを嗅ぐなどが挙げられる。また、治療に対する不安を傾聴することも効果的である。これらは看護師、薬剤師をはじめとした医療スタッフ全体で取り組むことが望ましい。

● リスク因子のアセスメント

• **患者因子**：若年、女性、飲酒習慣なし、喫煙歴なしはリスク因子となる
• **治療関連因子**：抗がん薬の種類・投与量がリスク因子となる。放射線照射を併用する場合は照射部位も影響する

ケア

● 制吐薬の予防的投与

• NK_1受容体拮抗薬、5-HT_3受容体拮抗薬、デキサメタゾン、オランザピン（ジプレキサ®）をレジメンの催吐性リスク別に組み合わせて用いる（例：高度催吐性リスクに対して、NK_1受容体拮抗薬＋5-HT_3受容体拮抗薬＋デキサメタゾン）

● 予防的投与を行っても症状がある場合

• 制吐薬を追加する。ドパミン受容体拮抗薬（ドンペリドン：ナウゼリン®など）、抗精神病薬（オランザピンなど）、ベンゾジアゼピン系抗不安薬（ロラゼパム：ワイパックス®）が用いられることが多い

🗎CHECK

・ほとんどの患者に起こりうる副作用であり、上記薬物療法のほかにも対症療法を考える姿勢が重要である。患者の不安や症状を傾聴し、ときには担当医との橋渡し役となって積極的に提案していくことが、よりよい副作用対策へとつながる。

● 二次障害の防止

• 摂食量の低下や嘔吐で脱水に至る可能性があるため、水分摂取を励行する
• 水分摂取でさらに悪心が誘発され、水分も摂れない場合、病院へ連絡するよう指示する

● 精神的な支援（症状が改善しないことへの不安など）

• 常に改善点を探し、対応していく姿勢を示すことで、治療意欲を極力維持できるようサポートしていく

患者説明

• セルフケアのコツを指導することで、さらなる予防効果が期待できる

食事の工夫	消化によいものを選ぶ、食事の匂いを抑える、冷たく、さっぱりしたものや飲み込みやすいものを食べる
口腔内の不快感を軽減	うがいで衛生を保つ、番茶・レモン水・炭酸水で爽快感を得るなど

🗎CHECK

・必ず一定の時期を過ぎれば軽減するという見通しを伝える。
・がまんせず、些細なことでも医療者へ伝えるよう指導する。また、そのような雰囲気や関係性の構築が重要である。

治療（対症療法）

• 上記の予防的投与のほかに、下記の薬剤を投与する

予期性悪心に対して	ロラゼパム、アルプラゾラム（左記も参照）
ドパミン受容体拮抗薬	プロクロルペラジン、メトクロプラミド（消化管運動の改善の側面もある）

（田村太一）

口腔粘膜炎（口内炎）

症状

● 定義：口腔粘膜に生じる炎症で、口腔内の疼痛、発赤、びらん、出血、腫脹などを主症状とする
● 発現機序
　① 抗がん薬の直接作用：抗がん薬によって粘膜上皮細胞が障害される
　② 副次的に生じる間接作用：薬物療法による好中球減少や放射線照射による唾液分泌減少の影響で、口腔内が易感染状態になる
● 発現時期：口腔粘膜細胞は、7〜14日の周期で分裂・増殖を繰り返している。したがって、殺細胞性抗がん薬を投与後2〜10日で発現し、好中球の回復に伴い2〜3週間ほどで回復することが多い

症状を起こしやすい薬剤

● DNAサイクルに作用する薬剤（代謝拮抗薬、抗腫瘍性抗生物質、アルキル化薬）
● 唾液に分泌される薬剤（メトトレキサート、エトポシド）
● 上皮特異的な分子標的薬（スニチニブ、レンバチニブ、セツキシマブ）

薬剤名（一般名）		発現割合[1] （全Grade）	ポイント
アルキル化薬	シクロホスファミド	63%	・造血幹細胞移植前処置の場合
	メルファラン	81%	
分子標的薬	スニチニブ	40%	・限局するアフタ性口内炎が特徴的
	レンバチニブ	56%	
	セツキシマブ	51%	
抗腫瘍性抗生物質	ドキソルビシン	22%	・DNA／RNA合成阻害のため
	ブレオマイシン	13%	
	アクチノマイシンD	35%	
代謝拮抗薬	5-FU	7%	・持続静注にはクライオセラピー（口腔内冷却療法）無効 ・唾液中に分泌される
	メトトレキサート	28%	

抗がん薬投与時のクライオセラピー

　抗がん薬投与時の口腔粘膜炎の予防法として、クライオセラピーが行われることがある。冷却によって口腔粘膜への血流を低下させることで、血流から口腔粘膜内への抗がん薬の到達が減少し、口腔粘膜炎のリスクを低減させる。5-FUの急速静脈注射（ボーラス）投与時や、造血幹細胞移植における高用量メルファラン投与時において有効性が示されている[2]。具体的な方法の例としては、ペットボトルに水を半分ほど入れて斜めにした状態で凍らせたものに、冷却した水＋保湿剤を入れる。一口含み、ぬるくなったら口から出すように繰り返し実施する。

観察・アセスメント

(CTCAE p188)

● 発現リスクのアセスメント

● **患者背景**：若年者、喫煙、栄養不良、免疫低下、造血器腫瘍

● **口腔内環境**：乾燥、不衛生、義歯の不適合

● **治療内容**：造血幹細胞移植の前処置、放射線照射併用

ケア

● 症状の予防・緩和

● **口腔ケア**：歯科治療、ブラッシング指導、義歯調整などを行う

● **口腔粘膜への血流低下**：クライオセラピーを実施する

● **口腔内の保湿、消毒**：頻回な含嗽（アズレン含嗽液、ベンゼトニウム塩化物含嗽液、半夏
瀉心湯エキス）を推奨する

CHECK

・口腔ケアでは、適切なセルフケア指導が重要となる。

・歯と歯肉の境目に歯ブラシの毛先を入れ、弱い力で小刻みにみがく。

・起床時から就寝前まで2～3時間ごとに6～8回含嗽（喉：がらがらうがい、口：ぶくぶくう
がい）を行う。

● 二次障害への対応（粘膜炎に随伴する症状）

● **口腔内出血**：キシロカイン®綿球、トロンビン末＋デキサメタゾン軟膏、トラネキサム酸

● **嚥下障害、摂食困難**：鎮痛薬の予防投与（食事前）、食事形態の工夫、経腸／経静脈栄養

● 精神的な支援（抗がん薬投与ごとに症状を繰り返すことへの不安）

● 好中球の回復や治療終了に伴い、必ず治ることを伝える

患者説明

● 口腔粘膜の状態（下表）や全身状態に応じて、セルフケアの方法を変更することが重要

口腔粘膜炎	口腔粘膜や歯茎・舌が赤い、白い、ただれている、むくんでいる、痛い（ヒリヒリ・チクチク）、飲み物がしみる、頬粘膜や舌に歯形がつく、頬粘膜や舌を噛んでしまう
アフタ性口内炎	赤く縁取られた数mmの丸くて白い潰瘍、痛い、しみる

CHECK

・確立した治療法はないため、症状がない初期からの予防が重要である。

・痛みがあれば含嗽薬にリドカイン（キシロカイン®）を足す、骨髄抑制時は歯ブラシの硬さを
スーパーソフトに変える、粘膜浮腫による歯の圧痕があればワセリンで保護するなど、状態に
応じたさまざまなセルフケアを提案する。

・症状は必ず回復するが、遷延する場合は栄養方法の工夫が必要となる。

治療（対症療法）

含嗽薬、口腔内軟膏	うがい液、ステロイド軟膏（アフタゾロン®）
疼痛緩和	局所麻酔薬（4％リドカインを含嗽水に混入）、アセトアミノフェン、NSAIDs、オピオイド（重症の場合は患者自己管理鎮痛〈PCA〉）
感染症治療	抗真菌薬（アムホテリシンBシロップ、フルコナゾール）、抗ウイルス薬（アシクロビル）

（森田侑香）

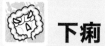

下痢

症状

● **定義**：水分量の多い液状または液状に近い糞便が切迫感を伴って、もしくは通常よりも頻回に排出される状態。24時間で3回以上、形を成さない便が排出されること

● **分類**

①早発性下痢	抗がん薬投与後、数時間以内に発現
②遅発性下痢	抗がん薬投与後、数日〜10日程度に発現
③免疫チェックポイント阻害薬による下痢	投与開始後、6〜8週間程度で発現してくることが多いが、時期を問わず発現

● **重症度**

①非複雑性	CTCAE Grade1〜2かつ複雑性で該当する症状がない
②複雑性	CTCAE Grade3〜4あるいは以下の症状／徴候あり：腹痛、悪心（≧Grade2）、PS低下、発熱、敗血症、好中球減少、脱水など

症状を起こしやすい薬剤

薬剤名（一般名）		発現割合[1]（全Grade）	ポイント
分子標的薬	ゲフィチニブ	46.3%	・投与後1週間以内に下痢症状は好発となる
	オシメルチニブ	36.5%	
	イマチニブ	33.7%	
代謝拮抗薬	5-FU	5%以上	・内服の抗がん薬に関しては、重症な下痢の場合には内服中止も1つの選択肢となるため、早めに連絡するよう患者に伝える
	S-1	18.7%	
	カペシタビン	25.5%	
	シタラビン	5〜10%	
免疫チェックポイント阻害薬	イピリムマブ	10%	・対症療法を行いつつ、経過観察をしても症状の改善が得られず、ステロイドや免疫抑制薬の導入が必要となる場合もある
	ニボルマブ	8.5%	
	ペムブロリズマブ	14.5%	
トポイソメラーゼ阻害薬	イリノテカン	発現報告あり	・早発性・遅発性下痢どちらも起こりうる
	エトポシド	発現報告あり	

観察・アセスメント

（CTCAE p188）

● **発現リスクのアセスメント**

● **腸粘膜に障害を与える治療歴**：腹部や骨盤部への放射線照射、腹部手術歴

● **下痢を伴う基礎疾患**：過敏性腸症候群、炎症性腸疾患

● **腸粘膜に負担がかかるような食事**：刺激のある食事、消化の悪い食品、食事量

ケア

● **症状の予防・緩和**

● **食事形態や量の工夫**：香辛料やカフェイン、アルコールなどの刺激があるものや、油分が多いもの、イカ、貝類、食物繊維が多いものなど、消化に悪い食品を避ける。一度の食事量を少なくし、回数を増やす

● **腹部の温罨法**：腹部を保温すると、血管拡張・血液循環の改善、細胞の新陳代謝を促す

🍶 CHECK

・下痢をすることで食べ物や水分を控える患者がいるが、脱水予防の観点からも水分を十分に摂取するように指導することが重症化の回避につながる。

● **二次障害の防止（皮膚障害のケア）**

● 排泄物の刺激やふき取りによる物理的刺激により、肛門周囲の皮膚は発赤やびらんを起こしやすい。温水洗浄便座などによる局所の洗浄、軟膏（アズレン軟膏やワセリン）、びらんが強いときはストーマケア用のパウダー状皮膚保護剤を使用

● **精神的な支援（症状が改善しないことへの不安など）**

● 下痢を伴うことで腹痛や頻繁にトイレに行かなければならず、社会生活に影響を及ぼす。一時的におむつやパッド、介護用下着の着用を勧めることで不安の軽減に努める

患者説明

● 医療者に下痢の症状を早めに伝えることで、重症化の予防や症状緩和につながる

● 下痢の期間や回数と性状、量などをメモしておくことで、医療者にも正確に状況を伝えることができる。また、次回の治療時に下痢症状の発現期間などがわかるため、事前に食事形態を工夫し、もともと下剤を内服している患者は早めに緩下剤を中止・調整できる

🍶 CHECK

・下痢では重症化する前に早期に対応することが大切である。腹痛、悪心、体動困難、発熱などの症状を伴う場合には早めに受診をお願いする。

治療（対症療法）

下痢を止める	止瀉薬ロペラミド（ロペミン®）、オクトレオチド（サンドスタチン®）
下痢による腹痛などの症状緩和	乳酸菌製剤（ビオフェルミン®、ラックビー®）
免疫チェックポイント阻害薬による下痢	ステロイド中等量を投与（腸炎が確認されたときや、5〜7日間を超えて継続する場合）

イリノテカンによる下痢の特徴

　イリノテカン p104 による下痢は早発性と遅発性がある。早発性下痢は、イリノテカン投与後平均30分以内に起こる下痢症であり、発汗・くしゃみなどを伴う。アトロピンやブチルスコポラミン（ブスコパン®）などの抗コリン薬が有効なことがある。一方で遅発性下痢は、投与後24時間以降に発現し、投与量に関係しない。イリノテカンは肝臓のUGT1A1という酵素により分解されるが、一部の患者では遺伝子変異のためイリノテカンの分解が遅れ、重篤な副作用を起こす可能性がある。投与前に事前に調べられている可能性が高いが、ロペラミドなどの対症療法で効果がない重症な下痢の患者は、注意して経過をみることが大切である。

（大東　杏）

便秘・イレウス

症状

● **定義**

① **便秘**：本来、体外に排出すべき糞便を十分量かつ快適に排出できない状態を指す[1]。がん患者は食事・水分摂取量の低下、薬剤や長期臥床の影響などから、便秘になりやすい状態にある。

② **イレウス**：イレウスとは、腸管の閉塞を伴わず、その蠕動運動が低下した状態を指す[2]。がん患者では腹膜播種や腸管浮腫などにより、消化管の運動抑制や神経障害によりイレウスを引き起こしやすく、放置することにより消化管穿孔などにつながるケースもある。

● **発現時期**：抗がん薬による便秘は、投与数日後から症状が現れることが多い。通常は保存的治療により1～2週間で改善する。麻痺性イレウスは徐々に悪心・嘔吐などの症状が発現するため、発現の時期を特定しにくい。

症状を起こしやすい薬剤

薬剤名（一般名）	
微小管阻害薬	ビンクリスチン ビンデシン ビンブラスチン パクリタキセル
トポイソメラーゼ阻害薬	イリノテカン
分子標的薬	ボルテゾミブ
その他	サリドマイド

▼ がん薬物療法中の患者における便秘の発現割合[3]

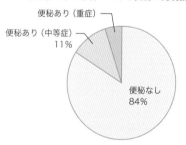

便秘あり（重症）
便秘あり（中等症）11%
便秘なし 84%

観察・アセスメント

(CTCAE p188)

● **薬剤使用の有無**：抗がん薬（ビンカアルカロイド系、タキサン系、分子標的薬、サリドマイド）の使用、オピオイド、$5\text{-}HT_3$受容体拮抗薬（制吐薬）、免疫抑制薬、抗コリン薬、向精神薬の使用

● **患者個人の要因**：うつ状態、高齢、疼痛、運動不足

● **食生活**：食事摂取量および水分摂取量の減少、低残渣食

● **病態**：脱水、電解質のアンバランス、腸管狭窄、脈管浸潤

● **医療的介入**：外科手術、消化管X線造影（バリウムの使用）

オピオイドの副作用としての便秘

　近年のがん治療において、オピオイドなどの鎮痛薬を併用しながら、がん薬物療法を継続する症例も多く認められるようになっている。オピオイド投与は疼痛緩和という大きな利点があるが、同時に便秘、傾眠、悪心といった副作用に悩まされることも少なくない。オピオイド併用の重要性が年々増すにつれ、それらの副作用に対する予防薬も発展してきている。悪心に対しては制吐薬の併用が以前より推奨されていたが、オピオイド誘発性便秘に対してもナルデメジン（スインプロイク®）の使用が2017年より開始され、その予防に寄与している。

ケア

● 症状の予防・緩和

- 腸の内容物を増やして腸蠕動を促す：水分・食物繊維・乳酸菌などを摂取する
- 交感神経の緊張をやわらげ、腸の血流量を増やす：腹部マッサージや温罨法を実施する
- 腸の血流を改善する：1日10〜15分の運動を行う

🧴 CHECK

・観察項目として、①抗がん薬治療開始前の排便状態、パターンの比較、②ブリストルスケールを用いた便の性状、③腹部症状、④食事量や回数、水分摂取状況、④内服薬の影響、⑤排便に影響を及ぼす因子の有無、⑥画像検査のデータ評価などが重要である。

● 二次障害の防止

- 便秘の重症化によるイレウスへの移行の予防：薬剤を適切に調整・使用する
- 硬便による痔核や直腸裂の予防：排便時の出血の有無や痔核の既往を確認する

● ストーマ造設に伴う精神的な支援

- 病状進行にともない緊急でストーマを造設する場合、患者のストーマ受け入れが困難なことがある。症状が落ち着き、食事が再開されると、ストーマの必要性を実感し、受け入れが進みやすい。患者の精神的負担を考慮し、ストーマのセルフケアは予後を考慮しつつ自立の目標を定めて支援する

患者説明

- 便秘は主観的な症状であり、患者自身が「便秘ではない」と考えていると評価が困難となりうる。排便の回数や頻度のみでなく、「苦痛がないか」という点を意識し、患者自身ができるだけ便の状態を正確に伝えられるようサポートする

便通	排便回数、排便時の疼痛、出血、すっきり感の有無
上記以外の症状	腹痛、腹部膨満感、悪心・嘔吐、排ガスの停止

🧴 CHECK

・便秘が重症化すると、重篤な状態を引き起こしうる点を強調し、予防の重要性を理解してもらう。
・患者や家族と有効であった対策を共有し、日常生活や薬剤の使用について検討する。
・便の状態により患者自身で下剤が調整できるようセルフケアを支持する。

治療（対症療法）

便貯留があり排便困難を伴う場合	摘便、坐剤（炭酸水素Na、無水リン酸二水酸Na）、グリセリン浣腸
硬便	便をやわらかくする薬剤（酸化マグネシウム、ルビプロストン、ラクツロース）
腸蠕動の減弱	大腸刺激性下剤（センノシド、ピコスルファートNa）
ビンカアルカイド系薬剤による弛緩性便秘	腸管蠕動を促進する薬剤（ネオスチグミン、パンテノール）
オピオイド誘発性便秘	ナルデメジン

🧴 CHECK

・イレウスは専門的治療を要するため、イレウスを疑う症状は医師に報告したうえで指示を仰ぐ。

（美野真乃）

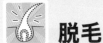

脱毛

症状

● 原因別の分類
　① がん薬物療法：一時的なものが多く、治療を中止すると再び毛は生えてくる
　② 放射線照射：放射線の線量により、一過性脱毛と永久性脱毛とに分かれる
● 発現時期
● 殺細胞性抗がん薬：薬物療法開始後の平均18日後（約1〜3週間）
● 放射線照射：照射後の3週間前後に多い

症状を起こしやすい薬剤

● 殺細胞性抗がん薬による脱毛は60〜80%の患者に発現する
● 分子標的薬では14.7%の患者に発現する
● 免疫チェックポイント阻害薬では1〜10%の患者に発現する

薬剤名（一般名）		発現割合[1]（全Grade）	ポイント
微小管阻害薬	nab-パクリタキセル	83.3〜94.5%	・脱毛率が非常に高い
	パクリタキセル	92.3%	
	ドセタキセル	78.7%	
トポイソメラーゼ阻害薬（アントラサイクリン系）	アムルビシン	70.4%	・脱毛率が非常に高い
	ドキソルビシン	61.6%	
	エピルビシン	24.2%	
トポイソメラーゼ阻害薬	イリノテカン	50.3%	・色素沈着、皮膚の乾燥
	エトポシド	44.4%	
アルキル化薬	イホスファミド	32.1%	・爪の変形・変色
	シクロホスファミド	24.3%	
白金製剤	シスプラチン	25.7%	・搔痒
	カルボプラチン	18.3%	

冷却キャップによる脱毛の予防

　脱毛によって起こる容姿の変化が与える患者の心理的負担は、医療者が考えているよりも大きい。自信をなくして家に引きこもったり、仕事にも影響を与え、社会と隔離される原因となり、日常生活を大きく変えてしまうこともある。脱毛に対する薬物療法は、エビデンスレベルのある治療は乏しい。頭皮冷却法は、頭皮を冷却することで血流を減らし、抗がん薬を頭皮に行き届きづらくすることで脱毛を抑制する予防治療である。2019年より非血液がん（固形がん）のがん薬物療法による脱毛に対して、頭皮冷却装置が医療機器として承認されており（2021年3月現在、保険適用なし、自費扱い）、導入施設も増えてきている。血液がんに対するがん薬物療法は脱毛が多いが、頭皮に腫瘍細胞が転移している可能性があるため適応しない。

観察・アセスメント

(CTCAE p189)

● 発現リスクのアセスメント

- **抗がん薬の種類**：殺細胞性抗がん薬で発現しやすい
- **放射線照射の有無**：抗がん薬と併用されることでさらにリスクが上がる
  線量により一過性か永久性かに分かれる

ケア

● 頭髪の脱毛

- **ウィッグの活用**：仕事や趣味、外出の頻度などについて確認し、情報提供を行う
- **頭皮ケア**：低刺激のシャンプーを用いて洗髪する。帽子などを着用して、直射日光や外気から頭皮を保護する
- **抜け毛の処理**：キャップやバンダナを使用することで、抜け毛の散乱を防ぐ

🧴 CHECK

・ウィッグについて、治療開始前から具体的な情報提供を行う。
  価格：約40％が5万円未満、25％が5〜10万円のものを使用している
  夏場：蒸れるため、ガーゼ素材のキャップの上から使用するとよい

● 眉毛の脱毛

- 脱毛前に顔写真を撮影しておき、普段の眉の位置を参考にしてメイクする
- 自分の眉の形にあう眉シートなどを用意しておく

● 睫毛の脱毛

- 目に異物が入りやすい、眩しさを感じやすいという不都合もある
- メガネやサングラスなどでカバーするとよい

患者説明

- 抗がん薬投与を中止してから平均3.4か月（3〜6か月）で再び毛髪は生えてくる
- **ウィッグ**：現状、最も活用されているケア用品である。既製品とオーダー品（時間・コストがかかる）がある
- **シャンプー**：原液が頭皮に直接接触しないよう、髪や頭皮を十分に濡らす。ドライヤーは熱での変性を避けるため、同部位に10秒以上当てない
- **パーマ**：施術に適した十分な長さまで成長した毛髪に行う
- **カラーリング**：サロンに相談して、刺激の少ない染髪剤を使用する

🧴 CHECK

・脱毛の発現時期のめやすをあらかじめ伝えることで、脱毛が始まる前に帽子やスカーフを準備し、心構えができるようになる。

治療（対症療法）

頭皮の脱毛	ウィッグの使用、薄毛治療用外用剤（ミノキシジル）
眉毛の脱毛	メイク、眉シートの使用
睫毛の脱毛	メガネ・サングラス・つけ睫毛の使用、睫毛貧毛症用外用液剤（ビマトプロスト）

（林　雄大）

皮膚障害

症状

- **分類**
  ① **爪囲炎**：爪周囲の発赤、腫脹、肉芽形成
  ② **発疹**：ざ瘡様皮疹、スティーブンス・ジョンソン症候群、中毒性表皮壊死症など
  ③ **手足症候群**：手掌、足底の疼痛、発赤、水疱
  ④ **色素沈着**：皮膚や爪の黒ずみ、黒い斑点
  ⑤ **掻痒感**：全身に広がるひどいかゆみ
- **好発時期**
  ① **爪囲炎**：8週ごろ
  ② **発疹**：投与中はいつでも発現しうる（複数報告はあるが、個人差、薬剤間での差がある）
  ③ **手足症候群**：数日〜数週間以内
  ④ **色素沈着**：一定の傾向はなし
  ⑤ **掻痒感**：投与直後〜数日後までさまざま

爪囲炎　　　ざ瘡様皮疹

 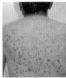

手足症候群

 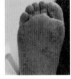

(写真提供：東京都立駒込病院皮膚科 日浦梓先生)

症状を起こしやすい薬剤

薬剤名（一般名）		発現割合[1)〜6)]（全Grade）	ポイント
分子標的薬（抗EGFR抗体薬）	セツキシマブ	ざ瘡様皮疹 97.4%	・特にセツキシマブは必ず発現するものとして対応すべき
	パニツムマブ	65%	
代謝拮抗薬	カペシタビン	手足症候群 76.8%（2投1休）*	・30〜40日程度で発現する。びまん性の発赤、紅斑、浮腫が特徴 ・投与中止でゆるやかに改善
		51.9%（3投1休）*	
分子標的薬（マルチキナーゼ阻害薬）	レゴラフェニブ	手足症候群 47%	・カペシタビンと異なり、加重部分の限局性の角化、発赤で発現することが多い ・投与中止ですみやかに改善する
	レンバチニブ	27%	
	ソラフェニブ	76%	

＊2投1休：2週間投与して1週間休薬、3投1休：3週間投与して1週間休薬

アピアランスケアについて

　従来、脱毛や色素沈着をはじめとしたがん治療に伴う外見の変化は、直接的に生命の危険はないため、やむを得ないと軽視されてきた。しかしながら近年、がん治療の進歩により、治療を行いながら日常生活、社会生活を送る患者が増えてきており、外見の変化に対する患者の苦痛を軽減する重要性が再認識されている。こうしたケアは「アピアランスケア」と呼ばれ、皮膚障害への対症療法と同程度に、心理的なサポートが求められる。外見変化に対する患者の気持ちを引き出せるような関係性を、医療スタッフ全体で構築することが重要である。

- 薬剤別に特徴的な皮膚障害を抑える

| 抗EGFR抗体薬 | ざ瘡様皮疹 |
| フッ化ピリミジン系薬剤、マルチキナーゼ阻害薬 | 手足症候群 |

- 部位や分布、形状、広がりを注意深く観察する。また、発現割合の高い部位（頭皮、顔面、前胸部、背部）のほか、全身を確認する
- 発熱および、咽頭痛をはじめとした粘膜症状の有無を確認する
- 発現様式や寛解・増悪因子、性質なども聴取できるとなおよい

ケア

Part 2
皮膚障害

● 症状の予防・緩和

手足症候群	刺激の除去	紫外線を避ける、日焼け止めの使用、水仕事では手袋を着用、締め付けのない服・靴下を選ぶなど
	乾燥の予防	こまめな保湿
爪囲炎	爪の切り方	深爪をしない、ヤスリで角を丸く削る（スクエアカット）

🧴 CHECK

・外来受診時は靴、靴下を脱いでもらい、足の皮膚や爪周囲の症状を観察する。
・軟膏、クリームなどの外用剤は、適切な量を使用できているか確認する（例：両手掌分として軟膏・クリームは人差し指先端から第一関節まで、ローションは1円玉大をめやすに）。

● 二次障害の防止
- 感染症：皮膚のバリア機能の障害に起因する
● 精神的な支援（症状が改善しないことへの不安など）
- スキンケアの指導に加えて、精神面でのサポートも多職種でかかわる
- 治療前に十分説明があっても、実際に外見へ変化が現れると心理変化が生じる場合も多いことに注意する

患者説明

- 手足症候群は、疼痛などが発現しないうちは患者本人が気づかない場合がある。初期に生じる発赤、紅斑、浮腫、限局性の角化など、具体的な症状を事前に説明しておく
- 発熱や胃腸障害などの合併は、スティーブンス・ジョンソン症候群や中毒性表皮壊死症を考慮すべきであり、症状発現時は医療者へすみやかに連絡するよう伝える

🧴 CHECK

・手足症候群においては、セルフケアの重要性を説明する（保清、保湿、保護）。また、具体的な対処法を説明すると効果的である（例：窮屈な靴や靴下を避ける、長時間の歩行はしない、など）。

治療（対症療法）

| 手足症候群 | ヘパリン類似物質、ステロイド外用剤、がん薬物療法の休薬 |
| ざ瘡様皮疹 | ステロイド外用剤、ミノサイクリン、日焼け止めの使用 |

（田村太一）

末梢神経障害

症状

● 主な分類
　① 運動神経の障害（例：ボタンが掛けづらい）
　② 感覚神経の障害（例：ビリビリ・ジンジンするしびれ）
　③ 自律神経の障害（例：便秘、イレウス）
● 発現時期
　① 急性：投与後〜1週間に発現する。感覚障害（②）が多い
　② 慢性：薬剤の総投与量に比例（例：オキサリプラチンでは800mg/m²）して発現する。感覚障害（②）に加え、運動障害（①）を伴うことが多く、悪化すると日常生活に支障をきたす

症状を起こしやすい薬剤

● 白金製剤、微小管阻害薬が代表的な薬剤
● 微小管阻害薬が結合した抗体薬：トラスツズマブ エムタンシン、ブレンツキシマブ ベドチン
● 多発性骨髄腫で用いる薬剤：ボルテゾミブ、レナリドミド、サリドマイド

薬剤名（一般名）		発現割合[1]（全Grade）	ポイント
白金製剤	オキサリプラチン	92%	・寒冷刺激による急性知覚障害（オキサリプラチン） ・高音域の感音性難聴（シスプラチン、カルボプラチン）
	シスプラチン	24%	
	カルボプラチン	4%	
微小管阻害薬	パクリタキセル	75%	・典型例：手袋・靴下型のしびれ・灼熱感 ・自律障害（起立性低血圧）
	nab-パクリタキセル	85%	
	ビンクリスチン	53%	
	ドセタキセル	17%	
その他	ボルテゾミブ	54%	・運動障害＋自律障害（起立性低血圧など）
抗体薬	トラスツズマブ エムタンシン	14%	・感覚障害：上肢＞下肢 ・便秘・イレウス ・排尿障害

オキサリプラチンの急性末梢神経障害

・同じ白金製剤であるシスプラチンとは異なり、オキサリプラチンは独特の神経障害を引き起こす。
・急性障害は、ほとんどの患者に現れる。指先、足先の感覚障害（手袋・靴下型の知覚異常：手がしびれて文字が書きにくい、ボタンが掛けにくい）、喉や舌先などの感覚障害（飲み込みにくい）が中心である。多くの場合、1週間以内に症状が消失する。冷たいものに触れる（寒冷刺激）ことで誘発されるため、治療後は手足を冷やさない、冷たいものを急に飲まない、冬場は冷気にあたらないよう手袋・マスクを着用するなどの指導が大切である。
・慢性障害は、手袋・靴下型の知覚異常に加え、運動障害も呈する。中止後3〜5か月で消失することが多いが、機能障害が残る場合がある。

観察・アセスメント

（CTCAE p189 ）

● 発現リスクのアセスメント
- **腫瘍の進展による神経障害**：脊椎転移、脳転移
- **神経障害を伴う基礎疾患**：糖尿病、アルコール依存症
- **神経に障害を与える治療歴**：脊椎に対する放射線照射

ケアのポイント

● 症状の予防・緩和
- **運動療法による末梢神経刺激**：手の掌握運動、軽度の散歩、ストレッチの実施
- **末梢循環の改善**：マッサージ、手浴、足浴、炭酸系入浴剤の使用、靴下や手袋の着用
- **症状増悪の回避**：革靴やハイヒールを運動靴に変更、緩下剤で排便コントロール

🗴 CHECK

・オキサリプラチンの急性障害を予防する（寒冷刺激を避ける）。
　　冬季：外出時の手袋・マスク・マフラー・耳当て、温水の使用
　　夏季：エアコンの冷気、アイスクリームなどの冷たい食品に注意

● 二次障害の防止（感覚障害に伴うリスク）
- **けが、転倒の防止**：料理時の刃物でのけが、スリッパでの転倒に注意
- **やけどの防止**：こたつ・ストーブ・湯たんぽによる低温やけど、料理時の鍋に注意
● 精神的な支援（症状がよくならないことへの不安）
- 治療終了後も、患者自身が症状に向き合えるように援助

患者説明のポイント

- 医療者に末梢神経障害を早期に伝えることが重症化の予防につながるため、末梢神経障害で生じる症状について具体的にイメージできるように説明

①運動障害	手足の力が入らない、文字が書きづらい、物をよく落とす 椅子から立ち上がれない、歩きづらい、階段が上がれない 飲み込みづらい
②感覚障害	手足がしびれる（ビリビリ・ジンジン）、痛み、感覚がない 高い音（体温計の測定音など）が聞こえにくい、耳鳴りがする
③自律障害	便秘

治療（対症療法）

しびれによる疼痛緩和	プレガバリン（リリカ®）、NSAIDs、オピオイド
神経保護	ビタミンB₁₂製剤
漢方薬	こしゃじんきがん 牛車腎気丸

🗴 CHECK

・神経障害の治療法はない。早期発見による抗がん薬の減量・中止が予防の基本である。
・蓄積毒性は回復が遅延し、障害が残ることもある。

（下山　達）

味覚障害

症状

● **定義**：薬剤やその他の原因によって味の感じ方に支障をきたすこと
● **味覚障害の原因と機序**：味覚障害の原因は、全身の問題と局所の問題に分けられる

全身の問題	抗がん薬の直接作用、末梢神経障害としての味覚伝導路異常 亜鉛欠乏（味蕾や味覚細胞の障害）、粘膜障害による味蕾の機能低下 心因性の味覚障害、全身状態（肝機能・腎機能低下など）に伴う味覚障害
局所の問題	口腔内病変（カンジダ口腔粘膜炎・舌炎）、唾液量の減少（加齢や頭頸部への放射線照射）

● **発現時期と経過**：発現時期・回復に要する時間は要因によって違う
● 抗がん薬の直接的影響が原因の場合：抗がん薬治療後に回復する
● 放射線照射の影響が考えられる場合：不可逆的な症状となる場合もある

症状を起こしやすい薬剤

● 単独投与時よりも併用療法のほうが、より味覚障害が生じやすい
● 患者のリスク因子として、頭頸部への放射線照射がある
● 味覚障害は抗がん薬以外の薬剤でも生じうる

薬剤名（一般名）		発現割合[1] （全Grade）	ポイント
微小管阻害薬	ビンクリスチン	発現報告あり	・ビンデシンは味覚低下も含めるとやや高め
	ビンデシン	0.1〜5％未満	
	ビンブラスチン	発現報告あり	
白金製剤	シスプラチン	発現報告あり	・口角炎・口腔粘膜炎
	カルボプラチン	発現報告あり	
トポイソメラーゼ阻害薬	ドキソルビシン	5〜30％未満	・再発卵巣がんに対するドキソルビシンは高め
	ピラルビシン	0.1〜5％未満	
代謝拮抗薬	メトトレキサート	発現報告あり	・口角炎・口腔粘膜炎
	5-FU	0.1〜5％未満	

抗がん薬以外の薬剤による味覚障害

　患者の生命に直接かかわるがん薬物療法を、味覚障害によって中止・減量する必要はない。しかし、なんらかの形で楽しみを制限されやすいがん患者にとって、おいしいものや食べたいものを口にすることは、大きな楽しみの1つであり、生きる目標ともなりうる重大事項である。食べる楽しみを奪われることは、患者のQOLや精神面に大きな影響を及ぼすため、抗がん薬以外の原因薬剤の可能性を考慮し、必要性の低い薬剤の減量や変更などを検討する必要がある。味覚障害の原因となりうる抗がん薬以外の薬剤として、高圧薬、心血管作動薬、抗てんかん薬、抗ヒスタミン薬、抗菌薬、抗うつ薬などがある。

- **味覚の変化**：味覚減退、自発性異常感覚、異味（本来とは異なる味に感じられる）、錯味（実際の味質とは異なる味質として感じられる）
- **口腔機能の変化**：口腔乾燥・嚥下困難、口腔粘膜炎・粘膜障害
- **鉄・亜鉛欠乏の有無**：血清亜鉛濃度 70 μg/dL 未満は低値

ケア

● 症状の予防・緩和
- **患者の嗜好に合わせる**：酸味や甘味、マヨネーズなどのこく味、出汁のうま味、飲み込みやすいものを試す
- **食べる量やタイミングの調整**：食べたいときに摂り、症状の改善に従い徐々に栄養摂取を図る
- **口腔内衛生**：歯垢と舌苔の除去、口腔内の保湿を図る

🍶CHECK

口腔ケアの徹底がポイントになる。
　症状発現前：口腔内の観察と口腔ケアのセルフケア支援の実施
　症状発現時：専門職種（歯科衛生士や栄養士など）との連携

● 二次障害の防止（味覚障害に伴うリスク）
- **低栄養**：食思不振がある場合、病棟での情報を伝達し、退院後の味覚の変化・食事摂取量、体重の変化の有無を確認する
● 精神的な支援（症状が改善しないことへの不安など）
- 味覚障害がもたらす精神的ストレスの有無を確認し、必要時に支援する

患者説明

- 味覚障害の予防法および治療法は確立されていないため、対症療法が基本となる
- がん薬物療法のメリットを最大限享受するためにも、口腔ケアは重要である

治療（対症療法）

亜鉛欠乏	ポラプレジンク（プロマック®）、サプリメントを服用する
唾液分泌量の減少や口腔内乾燥	人工唾液（サリベート®）の使用や口腔ケアで対応する
口腔粘膜炎や口腔感染症	症状に合わせた治療を行う

Part **2**

味覚障害

（林　雄大）

インフュージョンリアクション/過敏反応

症状

- **過敏反応の分類**：①アレルギー反応、②インフュージョンリアクション（infusion reaction、急性輸注反応）の２タイプに分けられる
- **症状**：掻痒感、顔面紅潮、発疹、発熱、呼吸困難、気管支けいれん、頻脈、血圧低下など
- **発現時期と機序**
  - ①**投与後30分以内**：多くはIgE・肥満細胞を介するⅠ型＝即時型アレルギー反応である
  - ②**投与中または投与開始後24時間以内**：IgE・肥満細胞を介さない、抗体薬が体内の免疫細胞に作用してサイトカインを放出、臓器の細胞崩壊で放出されるサイトカインによって生じる＝インフュージョンリアクションである

症状を起こしやすい薬剤

①**アレルギー反応**：タキサン系、白金製剤、代謝拮抗薬が代表的薬剤。そのほか、アルキル化薬（ベンダムスチン）、抗腫瘍性抗生物質（ブレオマイシン）
②**インフュージョンリアクション**：分子標的薬（リツキシマブ、トラスツズマブ）

薬剤名（一般名）		発現割合[1] [2] （全Grade）	ポイント
分子標的薬	リツキシマブ	90%	・特に初回、投与30〜120分
	トラスツズマブ	40%	・投与24時間以内、特に２時間以内
	ゲムツズマブオゾ ガマイシン	88%	・投与24時間以内
その他	シタラビン	30%	・発熱、関節痛、骨痛、発疹、結膜充血
	ベンダムスチン	9.7%	・皮疹、投与後〜数週間
	ブレオマイシン	1〜10%	・発熱、投与4〜10時間後
微小管阻害薬 （タキサン系）	パクリタキセル	24%	・特に初回、投与１時間以内
	ドセタキセル	7%	・含有されている有機溶剤が関与
白金製剤	シスプラチン	14%	・蓄積性に発現、6〜8サイクル目
	カルボプラチン	12%	・異なる白金製剤でも蓄積毒性あり
	オキサリプラチン	25%	

即時型アレルギー反応とインフュージョンリアクションの違い

　がん薬物療法中に蕁麻疹や咽頭違和感が発現したとき、しばしば即時型アレルギー反応（アナフィラキシー）とインフュージョンリアクションのどちらか判断に迷うことがある。症状のみで鑑別することは困難であり、各種薬剤が、いつ、どのような過敏反応を起こしやすいか、把握しておくことが重要である。ただし、まれに抗体薬でアナフィラキシーが出ることも報告されており、すべての薬剤が起こしうると心得ておく。発熱、胸水はインフュージョンリアクションに特徴的で、アナフィラキシーではまれな症状である。いずれにしても、過敏反応が出た際は、治療の即時中止、バイタルサイン/症状の確認を行い、重症化（ショック）に備えることが大切である。

観察・アセスメント

(CTCAE p189)

● 発現リスクのアセスメント
- **患者背景**：アレルギー歴、治療歴
- **既往歴**：過去の薬物療法におけるアレルギー反応やインフュージョンリアクションの既往
- **治療内容**：使用する薬剤別の発現頻度、発現時期、前投薬の有無

ケア

● 症状の予防・緩和
- **前投薬**：解熱鎮痛薬、抗ヒスタミン薬、ステロイドを予防的に投与する
- **モニタリングによる症状発現/重症化の早期発見**：心電図モニター、経皮的動脈血酸素飽和度（SpO_2）モニターを装着する
- **薬剤投与の中止、減速**：過敏反応が発現したら投薬を中止することが原則。症状が軽快したら、減速して再開できることが多い

🧴CHECK
- ・ドセタキセルの添付溶解液にはエタノールが含まれているため、アルコール過敏（アルコール不耐症）の問診を必ず行う。
- ・アルコール不耐症の患者では、生理食塩水または5％ブドウ糖溶液を用いて溶解する。

● 二次障害の防止（免疫反応が重症化するリスク）
- **アナフィラキシーショック**：抗体薬を含むすべての薬剤で起こりうるため、重症度の評価を繰り返し行うことが重要である

● 精神的な支援（初回投与時に過敏反応が強く出たことへの不安）
- インフュージョンリアクションの場合、2回目以降は発現頻度が低下することを説明する

患者説明

- 体調の変化（下表）を医療者に伝えることが過敏反応の早期発見と重症化予防につながる

皮膚症状	かゆい、鮮やかな赤い皮疹や蕁麻疹、唇やまぶたが腫れる
消化器症状	喉の違和感・かゆみ、おなかが痛い、吐き気がする、嘔吐、下痢
呼吸器症状	咳、鼻水、くしゃみ、息苦しさ、声がかれる、飲み込みづらさ 呼吸をするときに「ヒューヒュー」と音がする
循環器症状	動悸がする、脈が速い、立ちくらみ

🧴CHECK
- ・初期症状は、「何となく違和感がある」といった軽微なものであることが多い。
- ・外来化学療法の場合、帰宅後に症状が発現する可能性がある。

治療（対症療法）

軽症～中等症	解熱鎮痛薬（アセトアミノフェン）、抗ヒスタミン薬（d-クロルフェニラミン）、ステロイド（ヒドロコルチゾンコハク酸エステル）を投与する
低酸素、呼吸困難	酸素投与、重症の場合は気管挿管を行う
アナフィラキシー	アドレナリン、昇圧薬の投与、補液を行う

（森田侑香）

Part 2 インフュージョンリアクション／過敏反応

血管外漏出・血管痛

症状

● 定義：血管外漏出とは、血管内投与中の抗がん薬が血管外に漏出し、周囲の軟部組織に障害を引き起こすことをいう

● 症状：発赤、腫脹、疼痛、硬結、びらん、水疱、潰瘍、壊死などを伴う可能性がある。類似症状として静脈炎やフレア反応（局所のアレルギー反応）がある

● 発現時期：漏出が起こった直後に症状が現れる場合と、数日経過後に現れる場合がある

症状を起こしやすい薬剤[1)]

● 漏出した抗がん薬によって組織傷害性が異なる

壊死起因性抗がん薬 （ビシカント薬）	アントラサイクリン系	イダルビシン、エピルビシン、ドキソルビシン、ミトキサントロン、アムルビシン、ピラルビシン
	ビンカアルカロイド系	ビノレルビン、ビンブラスチン、ビンクリスチン、ビンデシン
	抗腫瘍性抗生物質	アクチノマイシンD、マイトマイシンC
	タキサン系	ドセタキセル、パクリタキセル
	アルキル化薬	ラニムスチン、ニムスチン、ベンダムスチン
炎症性抗がん薬 （イリタント薬）	アントラサイクリン系	アクラルビシン
	抗腫瘍性抗生物質	ブレオマイシン
	アルキル化薬	メルファラン、ダカルバジン、テモゾロミド、シクロホスファミド、イホスファミド、ブスルファン
	白金製剤	シスプラチン、オキサリプラチン、カルボプラチン、ネダプラチン
	代謝拮抗薬	ゲムシタビン、5-FU、フルダラビン、メトトレキサート、クラドリビン
	その他	エトポシド、イリノテカン、ノギテカン、ブレンツキシマブ ベドチン、トラスツズマブ エムタンシン、ボルテゾミブ
非壊死性抗がん薬 （ノンビシカント薬）	抗腫瘍性抗生物質	ペプロマイシン
	サイトカイン	インターフェロン製剤、インターロイキン製剤
	代謝拮抗薬	エノシタビン、シタラビン、アザシチジン、L-アスパラギナーゼ
	その他	リツキシマブ、トラスツズマブ、パニツムマブ

漏出時の対応は冷却or加温？

　抗がん薬が血管外に漏出した際は、多くの場合、ステロイド投与や冷却が推奨されている。しかし、一部の薬剤（ビンカアルカロイド系やエトポシド）は冷却によって抗がん薬が漏出部に留まり続けることで、逆に潰瘍が起こりやすくなることが報告されている。こうした薬剤には加温をして血管を拡張し、薬剤を血流に乗せて拡散させる方法が推奨される。アントラサイクリン系は壊死障害作用が強いため、漏出の程度が強い場合は拮抗薬であるデクスラゾキサン（サビーン®）の投与も検討する。トラブルを避けるため、治療開始時に血管外漏出のリスクや対応について、患者の同意をとっておくことが大切ある。

観察・アセスメント

- **患者個人の要因**：血管の脆弱性
- **血管の選択**：頻回に穿刺された部位、放射線照射部位、24時間以内に注射された部位よりも遠位部、血管外漏出を起こしたことがある血管
- **医学的介入による要因**：薬剤自体の刺激性・薬剤投与量・薬剤投与速度、薬剤との接触時間（投与時間）

ケア

● 症状の予防
- **血管の拡張を促進**：全身の保温、温かい飲みものを飲む、掌握運動を行うなど
- **適切な採血部位を選択**：体動の妨げにならない前腕を第一選択とし、適切な穿刺部位を探す（選択のポイント：よく血管が見える、十分な太さがある）
- **リスクのある行為を回避**：点滴ルートに圧をかけない、穿刺部位に負担をかけないなど

🖰 CHECK
　・事前の採血は可能な限り末梢から行い、抗がん薬投与ルートの選択肢をできるだけ残しておく。

● 二次障害の予防

血管漏出時の対応の遅れによる組織傷害の重症化を防ぐ	・早期発見できるよう、自覚症状（疼痛）、滴下状態、逆血、外観変化（発赤、腫脹）を観察する ・血管外漏出対応時の必要物品を、あらかじめ処置室にまとめて配置しておく
血管外漏出再発の予防	・薬液の漏出部位をマーキング、写真撮影し、記録に残す ・次回来院時に皮膚の状態を確認する

患者説明

- 血管痛が起こりやすい薬剤であることを伝え、痛みがあれば伝えてもらうよう指導する
- 投与中は安静を心がけてもらう
- 帰宅後、皮膚の発赤、腫脹、疼痛、違和感があれば病院に連絡してもらうよう伝える
- 投与当日は、穿刺側の腕で重いものを持つなどの動作を避けてもらう

🖰 CHECK
　・発現のリスクを下げるため、患者自身にも薬剤投与中～投与後の対応について十分説明し、協力をあおぐ。

治療

- 血管外漏出が疑われた場合、ただちに抗がん薬の投与を中止し、抜針する

▼漏出時の対応

壊死起因性抗がん薬	ステロイド投与、冷罨法を実施
炎症性抗がん薬	少量の漏出であれば冷罨法を行い、経過観察
非壊死性抗がん薬	経過観察

（美野真乃）

心・血管障害

症状

- ●定義：がん治療で起こる心筋障害はがん治療関連心筋障害（CTRCD）と呼ばれ、左室駆出率（LVEF）が10%以上低下し、基準下限の53%を下回る値になったものと定義される
- ●症状：高血圧、心不全・虚血性心疾患（動悸、息切れ、下腿浮腫）、血栓塞栓症、QT延長や不整脈（めまい、動悸、心窩部痛）など

症状を起こしやすい薬剤

薬剤名（一般名）		発現割合[1]（全Grade）（心不全）	ポイント
トポイソメラーゼ阻害薬（アントラサイクリン系）	ドキソルビシン	3～26%	・投与初期に発現する急性心毒性と、数か月～数十年後に現れる慢性心毒性がある ・総投与量が重要なリスク因子となる
	エピルビシン	0.9～3.3%	
	イダルビシン	5～18%	
アルキル化薬	シクロホスファミド	7～28%	・体液貯留が副作用として生じることもあり、心嚢液や胸水の原因となる ・シクロホスファミドでは心筋出血などを引き起こすこともある
	イホスファミド	17%	
代謝拮抗薬	クロファラビン	27%	
微小管阻害薬	ドセタキセル	2.3～8%	
分子標的薬（抗体薬）	トラスツズマブ	2～28%	・可逆的な心障害を引き起こす ・心機能が改善すれば再投与も可能
分子標的薬（小分子化合物）	ボルテゾミブ	2～5%	・多発性骨髄腫の治療で使用される
	ベバシズマブ	1.7～3%	・高血圧、心不全、冠動脈疾患、血栓塞栓症など、さまざまな心・血管障害を引き起こす
	ダサチニブ	2～4%	
	イマチニブ	0.5～1.7%	
	ラパチニブ	1.5～2.2%	
	スニチニブ	2.7～11%	

VEGF阻害薬による心・血管障害

　VEGF（血管内皮成長因子）は血管内皮細胞に作用し、血管の機能維持に重要な役割を果たす分子である。VEGF経路阻害作用をもつベバシズマブ、パゾパニブ、ソラフェニブなどのチロシンキナーゼ阻害薬は、血管内皮細胞の障害を誘発することがある。その結果、血栓塞栓症や高血圧、心不全、大動脈疾患、冠動脈疾患などの循環器障害をもたらすことがある。VEGF経路阻害薬による高血圧は約20%と発現頻度が高い。高血圧が生じたら、すぐに抗がん薬治療の中止・変更をするのではなく、降圧薬による血圧コントロールを行うことが大切になる。

観察・アセスメント
(CTCAE p190)

- 胸部・縦郭への放射線照射により、心障害のリスクは高まる
- 小児や高齢者、高血圧、糖尿病、心疾患の既往がある患者は、心障害のリスクが高い
- がん薬物療法実施前には、心機能の評価として、心電図・胸部X線、心エコー検査を実施する

ケア

● 症状の発現時の対応

- 点滴投与中に、動悸、胸痛、不整脈、呼吸困難、チアノーゼ、低血圧、高血圧、意識レベル低下などの症状が発現した場合には、すぐに医師に報告する
- 点滴速度を遅く（中止）し、心電図モニターの装着や十二誘導心電図を実施する
- 治療開始後どのくらいの時間に、どのような症状が発現したのか、症状の持続時間やその後の対処で症状の改善がみられたかなどを観察し、記録に残す
- 非対称な部位の浮腫、皮膚の変色、局所的な痛みやしびれなどの症状がある場合、血栓塞栓症が考えられる。すみやかに医師に報告をする

🫙CHECK
- ・症状発現時の初期対応として、バイタルサインを測定し、呼吸困難感や胸痛、酸素化低下などを認める場合には迷わず酸素投与を行う。

● 精神的な支援（症状が改善しないことへの不安など）

- 重大な副作用が多いこともあり、患者自身が不安になることもあるが、早期に適切に対応することで重症化を回避できることが多いため、あまり心配しすぎないように援助する

患者説明

- アントラサイクリン系薬剤による心筋障害は不可逆となることがあるため、心障害時に発現する症状を具体的に伝え、症状発現時には早期に受診するように指導する
- VEGF阻害薬を使用する患者には、自宅でも安静時の血圧を定期的に測定するように指導し、毎日の血圧値を記載したものを診察時に持参するように伝える

🫙CHECK
- ・心障害は、致死的になる可能性もある。重大な副作用であり、早期発見による治療・抗がん薬の原則中止が大切である。
- ・心障害がない患者に対しても、①血圧の管理、②塩分摂取の注意、③禁煙などの指導を行い、予防に努める。

治療（対症療法）

心不全	利尿薬や原因薬剤の中止
高血圧	降圧薬の開始（高血圧治療ガイドライン[2]に準じる）
血栓塞栓症	ヘパリンナトリウム、ワルファリンや直接経口抗凝固薬（DOAC）などの抗凝固薬を開始

（大東　杏）

Part
2

心・血管障害

①中心静脈ポート関連のトラブル対応

抗がん薬の投与経路

- 抗がん薬の多くは、経口あるいは静脈から投与されることが多い（髄注や膀胱注入、胸腔内投与、腹腔内投与などの特殊な投与もある）。
- 静脈から投与する場合、末梢静脈から投与する方法と、中心静脈（CV）から投与する方法がある。中心静脈から投与する場合、CVカテーテルや末梢挿入中心静脈カテーテル（PICC）を用いる方法と、中心静脈ポート（以下、CVポート）を造設する方法がある。
- がん薬物療法では、繰り返し抗がん薬を投与するケースが多い。末梢静脈やCV（PICC）カテーテルの場合は、抗がん薬を投与するたびに留置する必要がある。一方で、CVポートの場合は初回に留置すれば、その後、繰り返しアクセスが可能である。

▼ 抗がん薬を静脈投与する方法

投与方法		留置方法	血管痛・血管炎リスク	感染リスク
末梢静脈		毎回留置	高	低
中心静脈	CV（PICC）カテーテル	毎回留置	低	高
	CVポート	1回の手術	低	高

CVポートの特徴

● CVポートの構造

- CVポートは、正式には「皮下埋め込み型中心静脈アクセスポート」という。中心静脈カテーテルの一種で、デバイス本体が完全に皮下に埋め込まれたものである。
- 構造は、長径2〜3cm程度の円盤状のポートと、薬剤を血管内に注入するカテーテルからできている。
- ポート本体の中心には、セプタムというシリコン製膜が埋め込まれている。その部分に穿刺し、留置されたカテーテルを通じて中心静脈内に薬液を注入する。
- ポートの穿刺は、セプタムのコアリング（セプタムのシリコンを削ってしまうこと）を少なくするために、ヒューバー針（針先が曲がっているポート専用のもの）を使用する。

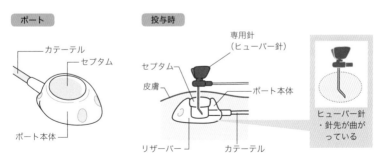

ポート
- カテーテル
- セプタム
- ポート本体

投与時
- 専用針（ヒューバー針）
- セプタム
- 皮膚
- ポート本体
- リザーバー
- カテーテル

ヒューバー針
・針先が曲がっている

● CVポートの留置位置

- カテーテルは鎖骨下静脈、内頸静脈、上腕側尺側皮静脈に挿入し、ポート本体部分は皮下（胸部、上腕部など）に埋め込まれる。

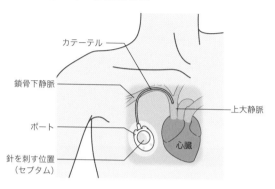

カテーテル

鎖骨下静脈

ポート

針を刺す位置
（セプタム）

上大静脈

心臓

● カテーテルの構造

- カテーテルの先端は、オープンエンドタイプ（先端孔型）とグローションタイプ（逆流防止機能付き）がある。
- オープンエンドタイプは血液の逆流を確認しやすいが、カテーテル閉塞のリスクがあるため、注入終了時はヘパリンナトリウム液を注入（ヘパリンロック）する必要がある。
- グローションタイプは、逆流防止機能がついているので、血液は逆流しない。カテーテル閉塞のリスクは低く、使用後も生理食塩液（生食）で洗浄し、ヘパリンロックは不要である。

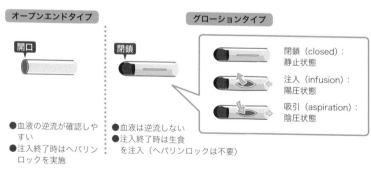

オープンエンドタイプ

開口

●血液の逆流が確認しやすい
●注入終了時はヘパリンロックを実施

閉鎖

グローションタイプ

閉鎖（closed）：
静止状態

注入（infusion）：
陽圧状態

吸引（aspiration）：
陰圧状態

●血液は逆流しない
●注入終了時は生食を注入（ヘパリンロックは不要）

CVポート使用時（穿刺～固定）のポイント

① 生食を入れた10mLシリンジをヒューバー針に接続し、ルート内を生食で満たす。
② ポート埋込部の皮膚を、アルコール綿で消毒する。
③ 皮膚を伸ばしつつ、利き手ではないほうの指でポートの3点を固定する。利き手でポート針をセプタムに対して垂直に穿刺する。

④ポート針はセプタムに穿刺した後、針が底に当たる「コツ」という音がするまで挿入する。セプタムへの針の刺入が浅いと、セプタムから針が外れ、薬液は皮下に漏出してしまう。ただし、針先を強く当てすぎると、針先が変形してセプタムを損傷することもあるため、注意が必要である。

⑤ポート針が動かないように保持しながら、逆血を確認する。逆血が確認できれば、シリンジを軽く押して抵抗がないか確認する。ポート部の痛みや違和感がないか、ポート周囲の皮膚に腫脹がないかを確認する。

⑥針のぐらつきがないように、必要に応じて、ガーゼなどを挟む。針が抜けないように、透明なドレッシング材で覆って固定する。

⑦輸液ルートを接続し、薬剤の滴下を開始する。このとき、輸液ポンプを使用すると、カテーテルにトラブルが生じていても薬液を送り込んでしまい、抗がん薬の皮下への漏出などを招く危険がある。輸液ポンプを使用する場合でも、開始時は自然に滴下するかを確認してから投与する。

トラブル発生時の対応

● 皮膚トラブルの観察と、穿刺部の異常を確認することが特に重要である。以下にそれぞれの対応を表で示す。

● 皮膚のトラブル

- ポート留置後、薬剤投与中、長期留置中の段階に分けて解説する。
- 皮膚にトラブルが発現した際は、以下の原因が考えられる。
- 特に薬剤投与中はただちに薬剤投与を中止する必要がある。
- 担当医師にすみやかに報告し、指示を仰ぐのがよい。

CVポート留置後	**ポート部位の周辺に皮下出血がみられるとき**	・多くの場合は自然に吸収されて改善する ・血小板減少や凝固異常がある場合には、大きな血腫を形成することがある。感染の原因になる場合もあるため、注意深く観察する
	皮膚に発赤・疼痛・排膿がみられるとき	・CVポート感染の可能性が考えられるため、CVポートの使用は避ける ・発熱があれば、CVポートに関連したカテーテル血流感染の可能性もある。血液培養を提出し、ポート抜去も検討する
薬剤投与中	**ポート部とその周囲の皮膚が発赤・腫脹してきたとき**	・ポート針がセプタムから脱落し、皮下に薬剤が漏出している可能性がある ・ポート部の違和感や痛みを伴うことも多い ・ただちに薬剤投与を中止する

セプタム
皮膚
リザーバー
カテーテル

症状
違和感、滴下不良、痛み、ポート周囲の腫脹

ポート針がセプタムから脱落し、針先から皮下に薬液が漏出

長期の留置中	ポートが皮膚か ら露出するとき	・CVポート留置が長期化し、栄養状態が悪くなってくると、ポートが皮膚を圧迫して皮膚が破れてしまうことがある ・再縫合で対応できることもあるが、感染を伴う場合にはCVポートを抜去する

● 穿刺部の異常

- 逆血が確認できず、シリンジを押しても抵抗がある場合、下記のような可能性が考えられる。
- 皮下組織の弱い場合や皮下脂肪が多い症例でポートを留置するときに、皮下ポケットが大きいと、ポケットのなかで留置位置が移動することや、ポートが反転することがある。

考えられる原因	対応
①ポート針がセプタムから脱落している	・ポート針を抜去し、あらためて穿刺を試みる ・それでもうまくいかない場合は、他の可能性を検討する
②フィブリンシース、血栓症	・カテーテルの先端に小さな血の塊が付着することにより、血液中のフィブリンがカテーテルの周囲に形成されることをいう ・カテーテルから薬液投与は可能だが、逆血がみられない現象が起こる。また、投与した薬剤が皮下に漏出することもある ・診断にはポート造影が必要
③カテーテルピンチオフ	・カテーテルが、鎖骨と第1肋骨の間に挟み込まれてしまったことによる、カテーテルの閉塞および損傷をいう ・注入に抵抗がある場合や、輸液や吸入に体位変換が必要な場合に疑う ・X線やCT、血管造影検査で診断し、カテーテルの抜去を検討する 鎖骨下静脈　カテーテル ピンチオフ ・注入に抵抗がある ・体位を変えないと注入できない
④カテーテルの損傷・断裂	・ピンチオフや外的な力により、カテーテルが損傷・断裂することがある ・外科的処置にてカテーテルを回収する
⑤セプタム部の破損	・穿刺回数が多い場合に、セプタムが劣化し破損することがある。この場合はポート抜去、再挿入を検討する必要がある
⑥ポートが移動	・留置位置が移動して、カテーテルの先端が抜けている ・カテーテル逸脱と同様の対応をとる
⑦ポートが反転	・外科的処置を行い、反転を修正する

（八木　悠）

②有害事象共通用語規準 v5.0 日本語訳JCOG版

（略称：CTCAE v5.0 - JCOG）

● ここでは、東京都立駒込病院 通院治療センターで副作用の評価として用いられている「CTCAE v5.0-JCOG」の主な有害事象（副作用）をまとめました。

CTCAE v5.0	Grade 1	Grade 2	Grade 3	Grade 4	Grade 5
貧血	ヘモグロビン<LLN-10.0g/dL；<LLN-6.2mmol/L；<LLN-100g/L	ヘモグロビン<10.0〜8.0g/dL；<6.2〜4.9mmol/L；<100〜80g/L	ヘモグロビン<8.0g/dL；<4.9mmol/L；<80g/L；輸血を要する	生命を脅かす；緊急処置を要する	死亡
血小板数減少	<LLN-75,000/mm³；<LLN-75.0×10e9/L	<75,000〜50,000/mm³；<75.0〜50.0×10e9/L	<50,000〜25,000/mm³；<50.0〜25.0×10e9/L	<25,000/mm³；<25.0×10e9/L	—
白血球減少	<LLN-3,000/mm³；<LLN-3.0×10e9/L	<3,000〜2,000/mm³；<3.0〜2.0×10e9/L	<2,000〜1,000/mm³；<2.0〜1.0×10e9/L	<1,000/mm³；<1.0×10e9/L	—
好中球数減少	<LLN-1,500/mm³；<LLN-1.5×10e9/L	<1,500〜1,000/mm³；<1.5〜1.0×10e9/L	<1,000〜500/mm³；<1.0〜0.5×10e9/L	<500/mm³；<0.5×10e9/L	—
悪心	摂食習慣に影響のない食欲低下	顕著な体重減少、脱水または栄養失調を伴わない経口摂取量の減少	カロリーや水分の経口摂取が不十分；経管栄養／TPN／入院を要する	—	—
嘔吐	治療を要さない	外来での静脈内輸液を要する；内科的治療を要する	経管栄養／TPN／入院を要する	生命を脅かす	死亡
口腔粘膜炎	症状がない、または軽度の症状；治療を要さない	経口摂取に支障がない中等度の疼痛または潰瘍；食事の変更を要する	高度の疼痛；経口摂取に支障がある	生命を脅かす；緊急処置を要する	死亡
下痢	ベースラインと比べて<4回/日の排便回数増加；ベースラインと比べて人工肛門からの排泄量が軽度に増加	ベースラインと比べて4〜6回/日の排便回数増加；ベースラインと比べて人工肛門からの排泄量の中等度増加；身の回り以外の日常生活動作の制限	ベースラインと比べて7回以上/日の排便回数増加；入院を要する；ベースラインと比べて人工肛門からの排泄量の高度増加；身の回りの日常生活動作の制限	生命を脅かす；緊急処置を要する	死亡
便秘	不定期または間欠的な症状；便軟化薬／緩下薬／食事の工夫／浣腸を不定期に使用	緩下薬または浣腸の定期的使用を要する持続的症状；身の回り以外の日常生活動作の制限	摘便を要する頑固な便秘；身の回りの日常生活動作の制限	生命を脅かす；緊急処置を要する	死亡

CTCAE v5.0	Grade 1	Grade 2	Grade 3	Grade 4	Grade 5
イレウス	症状がなく画像所見のみ	症状がある；消化管機能の変化；消化管の安静を要する	消化管機能の高度の変化；TPNを要する；チューブ挿入を要する	生命を脅かす；緊急処置を要する	死亡
脱毛症	遠くからではわからないが近くで見るとわかる50%未満の脱毛；脱毛を隠すために、かつらやヘアピースは必要ないが、通常と異なる髪形が必要となる	他人にも容易にわかる50%以上の脱毛；患者が脱毛を完全に隠したいと望めば、かつらやヘアピースが必要；社会心理学的な影響を伴う	—	—	—
手掌・足底発赤知覚不全症候群	疼痛を伴わない軽微な皮膚の変化または皮膚炎（例：紅斑、浮腫、角質増殖症）	疼痛を伴う皮膚の変化（例：角層剥離、水疱、出血、亀裂、浮腫、角質増殖症）；身の回り以外の日常生活動作の制限	疼痛を伴う高度の皮膚の変化（例：角質剥離、水疱、出血、亀裂、浮腫、角質増殖症）；身の回りの日常生活動作の制限	—	—
多形紅斑	虹彩様皮疹が体表面積の＜10%を占め、皮膚の圧痛を伴わない	虹彩様皮疹が体表面積の10〜30%を占め、皮膚の圧痛を伴う	虹彩様皮疹が体表面積の＞30%を占め、口腔内や陰部のびらんを伴う	虹彩様皮疹が体表面積の＞30%を占め、水分バランスの異常または電解質異常を伴う；ICUや熱傷治療ユニットでの治療を要する	死亡
末梢性運動ニューロパチー	症状がない；臨床所見または検査所見のみ	中等度の症状；身の回り以外の日常生活動作の制限	高度の症状；身の回りの日常生活動作の制限	生命を脅かす；緊急処置を要する	死亡
末梢性感覚ニューロパチー	症状がない	中等度の症状；身の回り以外の日常生活動作の制限	高度の症状；身の回りの日常生活動作の制限	生命を脅かす；緊急処置を要する	—
味覚不全	食生活の変化を伴わない味覚変化	食生活の変化を伴う味覚変化（例：経口サプリメント）；不快な味；味の消失	—	—	—
食欲不振	摂食習慣の変化を伴わない食欲低下	顕著な体重減少や栄養失調を伴わない摂食量の変化；経口栄養剤による補充を要する	顕著な体重減少または栄養失調を伴う（例：カロリーや水分の経口摂取が不十分）；静脈内輸液／経管栄養／TPNを要する	生命を脅かす；緊急処置を要する	死亡
アレルギー反応	全身的治療を要さない	内服治療を要する	気管支痙攣；続発症により入院を要する；静脈内投与による治療を要する	生命を脅かす；緊急処置を要する	死亡

CTCAE v5.0	Grade 1	Grade 2	Grade 3	Grade 4	Grade 5
アナフィラキシー	—	—	蕁麻疹の有無によらず症状のある気管支痙攣；非経口的治療を要する；アレルギーによる浮腫/血管性浮腫；血圧低下	生命を脅かす；緊急処置を要する	死亡
高血圧	**成人**：収縮期血圧120〜139mmHgまたは拡張期血圧80〜89mmHg； **小児**：収縮期/拡張期血圧＞90パーセンタイルかつ＜95パーセンタイル； **青年**：＜95パーセンタイルであっても、血圧≧120/80	**成人**：ベースラインが正常範囲の場合は収縮期血圧140〜159mmHgまたは拡張期血圧90〜99mmHg）；ベースラインで行っていた内科的治療の変更を要する；再発性または持続性（≧24時間）；症状を伴う＞20mmHg（拡張期血圧）の上昇または以前正常であった場合は＞140/90mmHgへの上昇；単剤の薬物治療を要する； **小児および青年**：再発性または持続性（≧24時間）の＞ULNの血圧上昇；単剤の薬物治療を要する；収縮期/拡張期血圧が＞95パーセンタイルと99パーセンタイルの5mmHg上の間； **青年**：＜95パーセンタイルであっても、収縮期血圧130〜139mmHgまたは拡張期血圧80〜89mmHg	**成人**：収縮期血圧≧160mmHgまたは拡張期血圧≧100mmHg）；内科的治療を要する；2種類以上の薬物治療または以前よりも強い治療を要する； **小児および青年**：収縮期/拡張期血圧が99パーセンタイルより5mmHg上回る	**成人および小児**：生命を脅かす（例：悪性高血圧、一過性または恒久的な神経障害、高血圧クリーゼ）；緊急処置を要する	死亡
倦怠感	だるさがある、または元気がない	身の回り以外の日常生活動作を制限するだるさがある、または元気がない状態	身の回りの日常生活動作を制限するだるさがある、または元気がない状態	—	—
サイトカイン放出症候群	全身症状の有無は問わない発熱	輸液に反応する低血圧；＜40％の酸素投与に反応する低酸素症	昇圧剤単剤で管理できる低血圧；≧40％の酸素投与を要する低酸素症	生命を脅かす；緊急処置を要する	死亡

日本臨床腫瘍研究グループ：有害事象共通用語規準 v5.0 日本語訳JCOG版
(http://www.jcog.jp/doctor/tool/CTCAEv5J_20190905_v22_1.pdf　2021.3.10.アクセス）より引用

文献

- ●本書の引用・参考文献をまとめました。
- ●薬剤の使用法や副作用などの詳細については、2021年3月現在の各薬剤添付文書、インタビューフォーム、ドラッグインフォメーション、各種パンフレット類を参考にしています。

Part1

1) 国立がん研究センターがん情報サービス：薬物療法 もっと詳しく知りたい方へ．https://ganjoho.jp/public/dia_tre/treatment/drug_therapy/dt02.html（2021.3.10.アクセス）
2) 日本癌治療学会：制吐薬適正使用ガイドライン2015年10月【第2版】一部改訂版ver.2.2, 2018年10月．http://www.jsco-cpg.jp/guideline/29.html（2021.3.10.アクセス）
3) 日本がん看護学会編：外来がん化学療法看護ガイドライン2014年版．第2版 抗がん剤の血管外漏出およびデバイス合併症の予防・早期発見・対処．金原出版，東京，2014．https://jscn.or.jp/kanko/book/gl_book02.pdf（2021.3.10.アクセス）

Part2

共通

1) 日本癌治療学会：制吐薬適正使用ガイドライン2015年10月【第2版】一部改訂版 ver.2.2, 2018年10月．http://www.jsco-cpg.jp/guideline/29.html（2021.3.10.アクセス）
2) 日本がん看護学会編：外来がん化学療法看護ガイドライン2014年版．第2版 抗がん剤の血管外漏出およびデバイス合併症の予防・早期発見・対処．金原出版，東京，2014．https://jscn.or.jp/kanko/book/gl_book02.pdf（2021.3.10.アクセス）
3) 田村研治，山﨑直也，朝鍋美保子監修：抗がん剤の血管外漏出の予防と対応ガイド．キッセイ薬品工業，松本，2019．

レジメン

4) 日本臨床腫瘍薬学会監修：がん化学療法レジメンハンドブック．羊土社，東京，2017：302-304.
5) Connors JM, Jurczak W, Straus DJ, et al. Brentuximab vedotin with chemotherapy for stage III or IV Hodgkin's lymphoma. N Engl J Med 2018：378：331-344.
6) Sledge GW Jr, Toi M, Neven P, et al. MONARCH 2: Abemaciclib in combination with fulvestrant in women with HR+/HER2- advanced breast cancer who had progressed while receiving endocrine therapy. J Clin Oncol 2017；35（25）：2875-2884.
7) Fisher B, Brown AM, Dimitrov NV, et al. Two months of doxorubicin-cyclophosphamide with and without interval reinduction therapy compared with 6 months of cyclophosphamide, methotrexate, and fluorouracil in positive-node breast cancer patients with tamoxifen-nonresponsive tumors: results from the National Surgical Adjuvant Breast and Bowel Project B-15. J Clin Oncol 1990；8（9）：1483-1496.

8）Horwitz S, O'Connor OA, Pro B, et al. Brentuximab vedotin with chemotherapy for CD30-positive peripheral T-cell lymphoma（ECHELON-2）：a global, double-blind, randomised, phase 3 trial. *Lancet* 2019；393（10168）：229-240.

9）遠藤一司，濱敏弘，加藤裕久，他編：抗悪性腫瘍薬の院内取扱い指針 抗がん薬調製マニュアル 第4版，日本病院薬剤師会監修，じほう，東京，2019：141-142.

10）Jotte R, Conkling P, Reynolds C, et al. Randomized phase II trial of single-agent amrubicin or topotecan as second-line treatment in patients with small-cell lung cancer sensitive to first-line platinum-based chemotherapy. *J Clin Oncol* 2011；29（3）：287-293.

11）日本臨床腫瘍学会編：がん免疫療法ガイドライン第2版．金原出版，東京，2019.

12）Uchida T, Ogawa Y, Kobayashi Y, et al. Phase I and II study of azacitidine in Japanese patients with myelodysplastic syndromes. *Cancer Sci* 2011；102（9）：1680-1686.

13）Fenaux P, Mufti GJ, Hellstrom-Lindberg E, et al. Efficacy of azacitidine compared with that of conventional care regimens in the treatment of higher-risk myelodysplastic syndromes: a randomised, open-label, phase III study. *Lancet Oncol* 2009；10（3）：223-232.

14）Hinton S, Catalano PJ, Einhorn LH, et al. Cisplatin, etoposide and either bleomycin or ifosfamide in the treatment of disseminated germ cell tumors: final analysis of an intergroup trial. *Cancer* 2003；97（8）：1869-1875.

15）中外製薬株式会社：アバスチン®添付文書，適正使用ガイド.

16）Rummel MJ, Niederle N, Maschmeyer G, et al. Bendamustine plus rituximab versus CHOP plus rituximab as first-line treatment for patients with indolent and mantle-cell lymphomas: an open-label, multicentre, randomised, phase 3 non-inferiority trial. *Lancet* 2013；381（9873）：1203-1210.

17）Robinson KS, Williams ME, van der Jagt RH, et al. Phase II multicenter study of bendamustine plus rituximab in patients with relapsed indolent B-cell and mantle cell non-Hodgkin's lymphoma. *J Clin Oncol* 2008；26（27）：4473-4479.

18）Younes A, Gopal AK, Smith SE, et al. Results of a pivotal phase II study of brentuximab vedotin for patients with relapsed or refractory Hodgkin's lymphoma. *J Clin Oncol* 2012；30（18）：2183-2189.

19）Pro B, Advani R, Brice P, et al. Brentuximab vedotin（SGN-35）in patients with relapsed or refractory systemic anaplastic large-cell lymphoma: results of a phase II study. *J Clin Oncol* 2012；30（18）：2190-2196.

20）中外製薬株式会社：ゼローダ®添付文書.

21）岡元るみ子，佐々木常雄編：改訂版がん化学療法副作用対策ハンドブック．羊土社，東京，2015：268-269.

22）Schmiegel W, Reinacher-Schick A, Arnold A, et al. Capecitabine/irinotecan or capecitabine/oxaliplatin in combination with bevacizumab is effective and safe as first-line therapy for metastatic colorectal cancer: a randomized phase II study of the AIO colorectal study group. *Ann Oncol* 2013；24（6）：1580-1587.

23）Cassidy J, Clarke S, Díaz-Rubio E, et al. Randomized phase III study of capecitabine plus oxaliplatin compared with fluorouracil/folinic acid plus oxaliplatin as first-line therapy for metastatic colorectal cancer. *J Clin Oncol* 2008；26（12）：2006-2012.

24) Socinski MA, Bondarenko I, Karaseva NA, et al. Weekly nab-paclitaxel in combination with carboplatin versus solvent-based paclitaxel plus carboplatin as first-line therapy in patients with advanced non-small-cell lung cancer: final results of a phase III trial. *J Clin Oncol* 2012；30（17）：2055-2062.

25) Okamoto H, Watanabe K, Kunikane H, et al. Randomised phase III trial of carboplatin plus etoposide vs split doses of cisplatin plus etoposide in elderly or poor-risk patients with extensive disease small-cell lung cancer: JCOG 9702. *Br J Cancer* 2007；97（2）：162-169.

26) Rose PG, Bundy BN, Watkins EB, et al. Concurrent cisplatin-based radiotherapy and chemotherapy for locally advanced cervical cancer. *N Engl J Med* 1999；340（15）：1144-1153.

27) Noda K, Nishiwaki Y, Kawahara M, et al. Irinotecan plus cisplatin compared with etoposide plus cisplatin for extensive small-cell lung cancer. *N Engl J Med* 2002；346（2）：85-91.

28) Valle J, Wasan H, Palmer DH, et al. Cisplatin plus gemcitabine versus gemcitabine for biliary tract cancer. *N Engl J Med* 2010；362（14）：1273-1281.

29) Scagliotti GV, Parikh P, von Pawel J, et al. Phase III study comparing cisplatin plus gemcitabine with cisplatin plus pemetrexed in chemotherapy-naive patients with advanced-stage non-small-cell lung cancer. *J Clin Oncol* 2008；26（21）：3543-3551.

30) Ohe Y, Ohashi Y, Kubota K, et al. Randomized phase III study of cisplatin plus irinotecan versus carboplatin plus paclitaxel, cisplatin plus gemcitabine, and cisplatin plus vinorelbine for advanced non-small-cell lung cancer: Four-Arm Cooperative Study in Japan. *Ann Oncol* 2007；18（2）：317-323.

31) Tahara M, Shirao K, Boku N, et al. Multicenter Phase II study of cetuximab plus irinotecan in metastatic colorectal carcinoma refractory to irinotecan, oxaliplatin and fluoropyrimidines. *Jpn J Clin Oncol* 2008；38（11）：762-769.

32) Persky DO, Unger JM, Spier CM, et al. Phase II study of rituximab plus three cycles of CHOP and involved-field radiotherapy for patients with limited-stage aggressive B-cell lymphoma: Southwest Oncology Group study 0014. *J Clin Oncol* 2008；26（14）：2258-2263.

33) Coiffier B, Lepage E, Briere J, et al. CHOP chemotherapy plus rituximab compared with CHOP alone in elderly patients with diffuse large-B-cell lymphoma. *N Engl J Med* 2002；346（4）：235-242.

34) Kantarjian H, Shah NP, Hochhaus A, et al. Dasatinib versus imatinib in newly diagnosed chronic-phase chronic myeloid leukemia. *N Engl J Med* 2010；362（24）：2260-2270.

35) Shah NP, Kim DW, Kantarjian H, et al. Potent, transient inhibition of BCR-ABL with dasatinib 100 mg daily achieves rapid and durable cytogenetic responses and high transformation-free survival rates in chronic phase chronic myeloid leukemia patients with resistance, suboptimal response or intolerance to imatinib. *Haematologica* 2010；95（2）：232-240.

36) 国際共同第Ⅲ相試験（MMY3003）.

37) Chan S, Friedrichs K, Noel D, et al. Prospective randomized trial of docetaxel versus

193

doxorubicin in patients with metastatic breast cancer. *J Clin Oncol* 1999；17（8）：2341-2354.

38）日本イーラーリリー株式会社：ジェムザール®添付文書.

39）サノフィ株式会社：タキソテール®添付文書.

40）Swain SM, Kim SB, Cortés J, et al. Pertuzumab, trastuzumab, and docetaxel for HER2-positive metastatic breast cancer（CLEOPATRA study）：overall survival results from a randomised, double-blind, placebo-controlled, phase 3 study. *Lancet Oncol* 2013；14（6）：461-471.

41）Garon EB, Ciuleanu TE, Arrieta O, et al. Ramucirumab plus docetaxel versus placebo plus docetaxel for second-line treatment of stage IV non-small-cell lung cancer after disease progression on platinum-based therapy（REVEL）：a multicentre, double-blind, randomised phase 3 trial. *Lancet* 2014；384（9944）：665-673.

42）大鵬薬品工業株式会社：ティーエスワン®添付文書.

43）日本臨床腫瘍学会編：がん免疫療法ガイドライン第2版. 金原出版, 東京, 2019.

44）Rosell R, Carcereny E, Gervais R, et al. Erlotinib versus standard chemotherapy as first-line treatment for European patients with advanced EGFR mutation-positive non-small-cell lung cancer（EURTAC）：a multicentre, open-label, randomised phase 3 trial. *Lancet Oncol* 2012；13（3）：239-246.

45）Tournigand C, André T, Achille E, et al. FOLFIRI followed by FOLFOX6 or the reverse sequence in advanced colorectal cancer: a randomized GERCOR study. *J Clin Oncol* 2004；22（2）：229-237.

46）Conroy T, Desseigne F, Ychou M, et al. FOLFIRINOX versus gemcitabine for metastatic pancreatic cancer. *N Engl J Med* 2011；364（19）：1817-1825.

47）Allegra CA, Yothers G, O'Connell MJ, et al. Initial safety report of NSABP C-08: A randomized phase III study of modified FOLFOX6 with or without bevacizumab for the adjuvant treatment of patients with stage II or III colon cancer. *J Clin Oncol* 2009；27（20）：3385-3390.

48）日本癌治療学会：がん診療ガイドライン. http://www.jsco-cpg.jp/（2021.3.10.アクセス）

49）Loupakis F, Cremolini C, Masi G, et al. Initial therapy with FOLFOXIRI and bevacizumab for metastatic colorectal cancer. *N Engl J Med* 2014；371（17）：1609-1618.

50）日本化薬株式会社：ランダ®添付文書.

51）協和キリン株式会社：5-FU添付文書.

52）Mitsudomi T, Morita S, Yatabe Y, et al. Gefitinib versus cisplatin plus docetaxel in patients with non-small-cell lung cancer harbouring mutations of the epidermal growth factor receptor（WJTOG3405）：an open label, randomised phase 3 trial. *Lancet Oncol* 2010；11（2）：121-128.

53）Ueno H, Ikeda M, Ueno M, et al. Phase I/II study of nab-paclitaxel plus gemcitabine for chemotherapy-naive Japanese patients with metastatic pancreatic cancer. *Cancer Chemother Pharmacol* 2016；77（3）：595-603.

54）Von Hoff DD, Ervin T, Arena FP, et al. Increased survival in pancreatic cancer with nab-paclitaxel plus gemcitabine. *N Engl J Med* 2013；369（18）：1691-1703.

55）中外製薬株式会社：ハーセプチン®添付文書.

56）中外製薬株式会社：パージェタ®添付文書.

57）Smyth LM, Iyengar NM, Chen MF, et al. Weekly paclitaxel with trastuzumab and pertuzumab in patients with HER2-overexpressing metastatic breast cancer: overall survival and updated progression-free survival results from a phase II study. *Breast Cancer Res Treat* 2016；158（1）：91-97.

58）Druker BJ, Guilhot F, O'Brien SG, et al. Five-year follow-up of patients receiving imatinib for chronic myeloid leukemia. *N Engl J Med* 2006；355（23）：2408-2417.

59）Wolchok JD, Chiarion-Sileni V, Gonzalez R, et al. Overall survival with combined nivolumab and ipilimumab in advanced melanoma. *N Engl J Med* 2017；377（14）：1345-1356.

60）株式会社ヤクルト本社：カンプト®添付文書.

61）Kudo M, Finn RS, Qin S, et al. Lenvatinib versus sorafenib in first-line treatment of patients with unresectable hepatocellular carcinoma: a randomised phase 3 non-inferiority trial. *Lancet* 2018；391（10126）：1163-1173.

62）ファイザー株式会社：メソトレキセート®添付文書.

63）大鵬薬品工業株式会社：アブラキサン®添付文書.

64）国内第Ⅱ相試験（331501試験）.

65）海外第Ⅲ相試験（NAPOLI-1試験）.

66）ノバルティスファーマ株式会社：タシグナ®添付文書.

67）Kang YK, Boku N, Satoh T, et al. Nivolumab in patients with advanced gastric or gastro-oesophageal junction cancer refractory to, or intolerant of, at least two previous chemotherapy regimens（ONO-4538-12, ATTRACTION-2）：a randomised, double-blind, placebo-controlled, phase 3 trial. *Lancet* 2017；390（10111）：2461-2471.

68）中外製薬株式会社：ガザイバ®添付文書.

69）Pujade-Lauraine E, Ledermann JA, Selle F, et al. Olaparib tablets as maintenance therapy in patients with platinum-sensitive, relapsed ovarian cancer and a BRCA1/2 mutation（SOLO2/ENGOT-Ov21）：a double-blind, randomised, placebo-controlled, phase 3 trial. *Lancet Oncol* 2017；18（9）：1274-1284.

70）Mok TS, Wu YL, Ahn MJ, et al. Osimertinib or platinum-pemetrexed in EGFR T790M-positive lung cancer. *N Engl J Med* 2017；376（7）：629-640.

71）Sparano JA, Wang M, Martino S, et al. Weekly paclitaxel in the adjuvant treatment of breast cancer. *N Engl J Med* 2008；358（16）：1663-1671.

72）Muro K, Yoshino T, Doi T, et al. A phase 2 clinical trial of panitumumab monotherapy in Japanese patients with metastatic colorectal cancer. *Jpn J Clin Oncol* 2009；39（5）：321-326.

73）MSD株式会社：キイトルーダ®添付文書.

74）Hanna N, Shepherd FA, Fossella FV, et al. Randomized phase III trial of pemetrexed versus docetaxel in patients with non-small-cell lung cancer previously treated with chemotherapy. *J Clin Oncol* 2004；22（9）：1589-1597.

75）Fuchs CS, Tomasek J, Yong CJ, et al. Ramucirumab monotherapy for previously treated advanced gastric or gastro-oesophageal junction adenocarcinoma（REGARD）：an international, randomised, multicentre, placebo-controlled, phase 3 trial. *Lancet* 2014；383（9911）：31-39.

76) Grothey A, Cutsem EV, Sobrero A, et al. Regorafenib monotherapy for previously treated metastatic colorectal cancer（CORRECT）: an international, multicentre, randomised, placebo-controlled, phase 3 trial. *Lancet* 2013；381（9863）：303-312.

77) 中外製薬株式会社：リツキサン®注適正使用ガイド.

78) Sakuramoto S, Sasako M, Yamaguchi T, et al. Adjuvant chemotherapy for gastric cancer with S-1, an oral fluoropyrimidine. *N Engl J Med* 2007；357（18）：1810-1820.

79) 大鵬薬品工業株式会社：ティーエスワン®適正使用ガイド.

80) Yamada Y, Higuchi K, Nishikawa K, et al. Phase III study comparing oxaliplatin plus S-1 with cisplatin plus S-1 in chemotherapy-naïve patients with advanced gastric cancer. *Ann Oncol* 2015；26（1）：141-148.

81) Yamada Y, Takahari D, Matsumoto H, et al. Leucovorin, fluorouracil, and oxaliplatin plus bevacizumab versus S-1 and oxaliplatin plus bevacizumab in patients with metastatic colorectal cancer（SOFT）: an open-label, non-inferiority, randomised phase 3 trial. *Lancet Oncol* 2013；14（13）：1278-1286.

82) Raymond E, Dahan L, Jean-Luc Raoul JL, et al. Sunitinib malate for the treatment of pancreatic neuroendocrine tumors. *N Engl J Med* 2011；364（6）：501-513.

83) Clamp AR, James EC, McNeish IA, et al. Weekly dose-dense chemotherapy in first-line epithelial ovarian, fallopian tube, or primary peritoneal carcinoma treatment (ICON8): primary progression free survival analysis results from a GCIG phase 3 randomised controlled trial. *Lancet* 2019；394（10214）：2084-2095.

84) Baselga J, Carbonell X, Castañeda-Soto NJ, et al. Phase II study of efficacy, safety, and pharmacokinetics of trastuzumab monotherapy administered on a 3-weekly schedule. *J Clin Oncol* 2005；23（10）：2162-2171.

85) Modi S, Saura C, Yamashita T, et al. Trastuzumab Deruxtecan in Previously Treated HER2-Positive Breast Cancer. *N Engl J Med* 2020；382（7）：610-621.

86) Verma S, Miles D, Gianni L, et al. Trastuzumab emtansine for HER2-positive advanced breast cancer. *N Engl J Med* 2012；367（19）：1783-1791.

87) Mayer RJ, Cutsem EV, Falcone A, et al. Randomized trial of TAS-102 for refractory metastatic colorectal cancer. *N Engl J Med* 2015；372（20）：1909-1919.

88) ヤンセンファーマ株式会社：ベルケイド®適正使用ガイド.

89) セルジーン株式会社：レブラミド®適正使用ガイド.

Part3

骨髄抑制（貧血、血小板減少）

1）各医薬品添付文書・インタビューフォーム. http://www.pmda.go.jp/

発熱性好中球減少症（白血球減少）

1）Ohtake S, Miyawaki S, Fujita H, et al. Randomized study of induction therapy comparing standard-dose idarubicin with high-dose daunorubicin in adult patients with previously untreated acute myeloid leukemia: the JALSG AML201 Study. *Blood* 2011；117：2358-2365.

2）Lyman GH. Guidelines of the National Comprehensive Cancer Network on the use of myeloid growth factors with cancer chemotherapy: a review of the evidence. *J Natl*

Compr Canc Netw 2005；3（4）：557-571.

3 ） Martín M, Seguí MA, Antón A, et al. Adjuvant docetaxel for high-risk, node-negative breast cancer. *N Engl J Med* 2010；363（23）：2200-2210.

4 ） Ohe Y, Ohashi Y, Kubota K, et al. Randomized phase III study of cisplatin plus irinotecan versus carboplatin plus paclitaxel, cisplatin plus gemcitabine, and cisplatin plus vinorelbine for advanced non-small-cell lung cancer: Four-Arm Cooperative Study in Japan. *Ann Oncol* 2007；18（2）：317-323.

5 ） Yoh K, Hosomi Y, Kasahara K, et al. A randomized, double-blind, phase II study of ramucirumab plus docetaxel vs placebo plus docetaxel in Japanese patients with stage IV non-small cell lung cancer after disease progression on platinum-based therapy. *Lung Cancer* 2016；99：186-193.

悪心・嘔吐

1 ） 日本癌治療学会：制吐薬適正使用ガイドライン2015年10月【第2版】一部改訂版 ver.2.2, 2018年10月．http://www.jsco-cpg.jp/guideline/29.html（2021.3.10.アクセス）

口腔粘膜炎（口内炎）

1 ） 各医薬品添付文書・インタビューフォーム．http://www.pmda.go.jp/

2 ） Lalla RV, Bowen J, Barasch A, et al. MASCC/ISOO clinical practice guidelines for the management of mucositis secondary to cancer therapy. *Cancer* 2014；120（10）：1453-1461.

下痢

1 ） 各医薬品添付文書・インタビューフォーム．http://www.pmda.go.jp/

便秘・イレウス

1 ） 日本消化器病学会関連研究会　慢性便秘の診断・治療研究会編：慢性便秘症診療ガイドライン2017, 南江堂，東京，2017.

2 ） 急性腹症診療ガイドライン出版委員会編：急性腹症診療ガイドライン2015, 医学書院，東京，2015.

3 ） McQuade RM, Stojanovska V, Abalo R, et al. Chemotherapy-Induced Constipation and Diarrhea: Pathophysiology, Current and Emerging Treatments. *Front Pharmacol* 2016；7：414.

脱毛

1 ） 橋本幸子：脱毛．がん治療薬まるわかりBOOK，勝俣範之，足利幸乃，菅野かおり編著，照林社，東京，2015：329.

皮膚障害

1 ） Tahara M, Shirao K, Boku N, et al. Multicenter Phase II study of cetuximab plus irinotecan in metastatic colorectal carcinoma refractory to irinotecan, oxaliplatin and fluoropyrimidines. *Jpn J Clin Oncol* 2008；38（11）：762-769.

2 ） 武田薬品工業株式会社：ベクティビックス®添付文書．

3 ） 中外製薬株式会社：ゼローダ®適正使用ガイド（乳癌／結腸・直腸癌）．

4 ） Grothey Axel, Cutsem EV, Sobrero A, et al. Regorafenib monotherapy for previously treated metastatic colorectal cancer（CORRECT）: an international, multicentre, randomised, placebo-controlled, phase 3 trial. *Lancet* 2013；381：303-312.

5 ） Kudo M, Finn RS, Qin S, et al. Lenvatinib versus sorafenib in first-line treatment of patients with unresectable hepatocellular carcinoma: a randomised phase 3 non-

inferiority trial. *Lancet* 2018；391：1163-1173.

6）Brose MS, Nutting CM, Jarzab B, et al. Sorafenib in radioactive iodine-refractory, locally advanced or metastatic differentiated thyroid cancer: a randomised, double-blind, phase 3 trial. *Lancet* 2014；384：319-328.

末梢神経障害

1）各医薬品添付文書・インタビューフォーム．http://www.pmda.go.jp/

2）厚生労働省：末梢神経障害．重篤副作用疾患別対応マニュアル 神経・筋骨格系（令和元年 9 月改定），2019．https://www.mhlw.go.jp/topics/2006/11/dl/tp1122-1c13.pdf（2021.3.10.アクセス）

3）日本がんサポーティブケア学会編：がん薬物療法に伴う末梢神経障害マネジメントの手引き2017年版．金原出版，東京，2017．http://jascc.jp/wp/wp-content/uploads/2018/12/book02.pdf（2021.3.10.アクセス）

味覚障害

1）各医薬品添付文書・インタビューフォーム．http://www.pmda.go.jp/（2021.3.10.アクセス）

インフュージョンリアクション／過敏反応

1）各医薬品添付文書・インタビューフォーム．http://www.pmda.go.jp/（2021.3.10.アクセス）

2）下山達，泉佳代子：過敏性反応・インフュージョンリアクション．佐々木常雄監修，がん薬物療法看護ベストプラクティス，照林社，東京，2020：391．

血管外漏出・血管痛

1）田村研治，山﨑直也，朝鍋美保子監修：抗がん剤の血管外漏出の予防と対応ガイド．キッセイ薬品工業，松本，2019．

2）日本がん看護学会編：外来がん化学療法看護ガイドライン2014年版，第 2 版 抗がん剤の血管外漏出およびデバイス合併症の予防・早期発見・対処．金原出版，東京，2014．https://jscn.or.jp/kanko/book/gl_book02.pdf（2021.3.10.アクセス）

心・血管障害

1）Yeh ET, Bickford CL. Cardiovascular complications of cancer therapy：incidence, pathogenesis, diagnosis, and management. *J Am Coll Cardiol* 2009；53（24）：2231-2247.

2）日本高血圧学会高血圧治療ガイドライン作成委員会編：高血圧治療ガイドライン2019．日本高血圧学会，東京，2019．https://www.jpnsh.jp/data/jsh2019/JSH2019_hp.pdf（2021.3.10.アクセス）

付録

CTCAE v5.0-JCOG

1）日本臨床腫瘍研究グループ：有害事象共通用語規準 v5.0 日本語訳JCOG版（http://www.jcog.jp/doctor/tool/CTCAEv5J_20190905_v22_1.pdf．（2021.3.10.アクセス）

本書に登場する略語

●本書に登場する主な略語をまとめました。

ADC	antibody-drug conjugates	抗体-薬物複合体
AI	aromatase inhibitor	アロマターゼ阻害薬
AUC	area under the blood concentration time curve	血中濃度−時間曲線下面積
BBB	blood brain barrier	血液脳関門
CINV	chemotherapy induced nausea and vomiting	化学療法によって誘発される悪心・嘔吐
Cmax	maximum drug concentration	最高血中濃度
CTCAE v5.0	Common Terminology Criteria for Adverse Events Version 5.0	有害事象共通用語規準 v5.0
CTRCD	cancer therapeutics-related cardiac dysfunction	がん治療関連心筋障害
CTZ	chemoreceptor trigger zone	化学受容器引き金帯
CV	central vein	中心静脈
CYP	cytochrome P450	シトクロムP450
DEHP	di（2-ethylhexyl）phthalate	フタル酸ジ-2-エチルヘキシル
DLT	dose limiting toxicity	用量制限毒性
DOAC	direct oral anticoagulant	直接経口抗凝固薬
EGFR	epidermal growth factor receptor	上皮成長因子受容体
EV	extravasation	血管外漏出
FN	febrile neutropenia	発熱性好中球減少症
G-CSF	granulocyte-colony stimulating factor	顆粒球コロニー刺激因子
GIST	gastrointestinal stromal tumor	消化管間質腫瘍
HBOC	Hereditary Breast and Ovarian Cancer	遺伝性乳がん・卵巣がん
HER2	human epidermal growth factor receptor-2	ヒト上皮成長因子受容体2
HFS	hand foot syndrome	手足症候群
HL	Hodgkin's lymphoma	ホジキンリンパ腫
IMiDs®	immunomodulatory drugs	免疫調節薬
irAE	immune-related Adverse Events	免疫関連有害事象

JCOG	Japan Clinical Oncology Group	日本臨床腫瘍研究グループ
LH-RH	luteinizing hormone-releasing hormone	黄体形成ホルモン放出ホルモン
LVEF	left ventricular ejection fraction	左室駆出率
MDS	myelodysplastic syndromes	骨髄異形成症候群
MRD	minimal residual disease	微小残存病変
MSI-High	high levels of microsatellite instability	高頻度マイクロサテライト不安定性
NCCN	National Comprehensive Cancer Network	全米がんセンターネットワーク
NK$_1$	neurokinin 1	ニューロキニン1
NSAIDs	nonsteroidal anti-inflammatory drugs	非ステロイド抗炎症薬
PARP	poly ADP-ribose polymerase	ポリアデノシン5'二リン酸リボースポリメラーゼ
PCA	patient controlled analgesia	患者自己管理鎮痛法
pCR	pathological complete response	病理学的完全奏効
PET	positron emission tomography	ポジトロンエミッション断層撮影
PICC	peripherally inserted central catheter	末梢挿入中心静脈カテーテル
PS	performance status	パフォーマンスステータス
PTCL	peripheral T-cell lymphoma	末梢性T細胞リンパ腫
QOL	quality of life	生活の質
SERD	selective estrogen receptor downregulator	選択的エストロゲン受容体機能抑制物質
TDM	therapeutic drug monitoring	薬物治療モニタリング
TKI	tyrosin kinase inhibitor	チロシンキナーゼ阻害薬
TLS	tumor lysis syndrome	腫瘍崩壊症候群
UGT	UDP-glucuronosyltransferase	UDP-グルクロン酸転移酵素
VEGF	vascular endothelial growth factor	血管内皮成長因子

索引

●本書に登場するレジメン・抗がん薬・適応となるがん種は、それぞれ巻頭「早引きリスト」 px にまとめています。

和文

202

206

欧文・数字

がん薬物療法
レジメンまるわかり BOOK

2021年4月21日　第1版第1刷発行	編　著	下山　達
2023年9月10日　第1版第4刷発行		清　美奈
		川井　宏美
	発行者	有賀　洋文
	発行所	株式会社 照林社
		〒112-0002
		東京都文京区小石川2丁目3-23
		電話　03-3815-4921（編集）
		03-5689-7377（営業）
		https://www.shorinsha.co.jp/
	印刷所	共同印刷株式会社

検印省略（定価はカバーに表示してあります）
ISBN978-4-7965-2527-5
©Tatsu Shimoyama, Mina Sei, Hiromi Kawai/2021/Printed in Japan

代表的な殺細胞性抗がん薬

分類		一般名	主な商品名	略称*
アルキル化薬		シクロホスファミド	エンドキサン®	CP、**CPA**、CPM、CY
		ダカルバジン	ダカルバジン	DIC、**DTIC**
		ベンダムスチン	トレアキシン®	
トポイソメラーゼ阻害薬		アムルビシン	カルセド®	**AMR**
		イリノテカン	トポテシン®、カンプト®	CPT、**CPT-11**、IRT
		イリノテカン（リポソーム製剤）	オニバイド®	**nalIRI**
		エトポシド	ベプシド®	ETP、**VP-16**
		ドキソルビシン（アドリアマイシン）	アドリアシン®	ADM、ADR、DOX、**DXR**
抗腫瘍性抗生物質		ブレオマイシン	ブレオ	**BLM**
代謝拮抗薬	シタラビン系	ゲムシタビン	ジェムザール®	**GEM**
	その他	アザシチジン	ビダーザ®	**AZA**
	ヌクレオシド系	トリフルリジン・チピラシル	ロンサーフ®	FTD/TPI、**TAS-102**
	ピリミジン拮抗薬	カペシタビン	ゼローダ®	CAP、**Cape**
		テガフール・ギメラシル・オテラシルカリウム	ティーエスワン®	**S-1**、TS-1
		フルオロウラシル	5-FU	**5-FU**
	葉酸拮抗薬	ペメトレキセド	アリムタ®	**PEM**、Pem
		メトトレキサート	メソトレキセート®	**MTX**
白金製剤		オキサリプラチン	エルプラット®	**L-OHP**
		カルボプラチン	パラプラチン®	**CBDCA**、JM-8
		シスプラチン	ランダ®	**CDDP**、CRT、DDP
微小管阻害薬	タキサン系	ドセタキセル	タキソテール®	DOC、Doc、**DTX**、TXT
		パクリタキセル	タキソール®	Pac、**PTX**、TAX、TXL
		パクリタキセルアルブミン懸濁型	アブラキサン®	**nabPTX**
	ビンカアルカロイド系	ビノレルビン	ロゼウス®	VNB、**VNR**
		ビンクリスチン	オンコビン®	**VCR**
		ビンブラスチン	エクザール®	**VBL**、VLB
免疫調節薬（IMiDs®）	サリドマイド関連薬	レナリドミド	レブラミド®	**LEN**

＊**太字**は本書内で表記しているもの